Immunpower mit Ayurveda

Janesh Vaidya

IMMUNPOWER
MIT AYURVEDA

Ganz natürlich die Abwehrkräfte stärken:
Die besten Tipps und Tricks

Aus dem Englischen übersetzt
von Juliane Molitor

Lotos

MIX
Papier aus verantwortungsvollen Quellen
FSC® C083411
FSC
www.fsc.org

Verlagsgruppe Random House FSC® N001967

Erste Auflage 2021

Redaktion: Jürgen Teipel
Umschlaggestaltung: Guter Punkt, München, unter Verwendung
von Motiven von © KatikaM/Getty Images und © Mashot/Getty Images
Layout und Satz: Satzwerk Huber, Germering
Druck und Bindung: CPI books GmbH, Leck
Printed in the Czech Republic
ISBN 978-3-7787-8302-3

Inhalt

Einleitung 9

Wie Sie dieses Buch nutzen können 13

Teil 1
Traditionelles Wissen für die moderne Welt

Ayurveda – Lebenswissen für optimale Gesundheit 17
Die eigentliche Ursache Ihrer gesundheitlichen Probleme verstehen 20
Häufig gestellte Fragen 24

Ayurveda und Immunkraft 30
Ungleichgewichte, die Ihre Immunkraft schwächen 31
Sieben allgemeine Gründe für eine schwache Immunkraft 34

Drei Kräfte, die Ihre Gesundheit beeinflussen 51
Die Wirkung der drei Kräfte in verschiedenen Altersgruppen und Jahreszeiten 52
Ihr Wesenskern – die konstitutionellen Elemente Ihres Körper-Geist-Systems 56
Innere und äußere Natur – Kapha, Pitta und Vata verstehen 59

Anzeichen von Ausgewogenheit und Unausgewogenheit im Körper-Geist-System 66
Anzeichen von Ausgewogenheit 66
Der unausgewogene Zustand der Elemente 68
Anzeichen eines Ungleichgewichts 69
Die wichtigsten Gründe für Unausgewogenheit 73
Wie man ein Ungleichgewicht ausgleicht 78

Ihre AVE (aktuell vorherrschenden Elemente) – die Blaupause Ihrer Gesundheit 80
Ihr derzeitiger Gesundheitszustand – Selbsttests 82

Teil 2
Lebensweise – der Schlüssel für die Tür zu Ihrer Gesundheit

Wie Sie Ihre Immunkraft stärken und gesund bleiben 99
Wo anfangen? Morgendliches Programm zur Optimierung Ihrer Energie 102
Stimmen Sie Ihre Lebensweise auf Ihre AVE ab 106

Tägliche Routinen zur Steigerung Ihrer Immunkraft ... 110
Tägliche Routine zum Ausgleich von Kapha 111
Tägliche Routine zum Ausgleich von Pitta 114
Tägliche Routine zum Ausgleich von Vata 120

Schlaf für optimale Erholung und starke Immunkraft .. 128
Schlaftherapie 129
Voraussetzungen für guten Schlaf 134

Teil 3:
Essen – Ihre natürliche Medizin

Gesundheitsprogramm für eine stärkere Widerstandskraft 143

Essen, das Ihre Immunkraft stärkt 148
Die sechs Rasas (Geschmacksrichtungen) und ihre Auswirkungen auf die drei Kräfte 157
Die Wirkung der sechs Geschmacksrichtungen auf Körper und Geist 158

Das Immunsystem mit den heilenden Eigenschaften der drei Kräfte stärken 161
Heilende Eigenschaften von Kapha 163
Heilende Eigenschaften von Pitta 166
Heilende Eigenschaften von Vata 169

Nahrung als Medizin – kaufen, kochen, essen 173
Klug einkaufen 173
Gesund kochen 179
Achtsam essen 183

Was, wann und wie viel Sie essen sollten, um Ihre vorherrschenden Elemente ins Gleichgewicht zu bringen 192
Richtlinien zum Ausgleich von Kapha 192
Richtlinien zum Ausgleich von Pitta 198
Richtlinien zum Ausgleich von Vata 204

Liste der besten Kapha, Pitta und Vata ausgleichenden Lebensmittel 211

Teil 4
Yoga – Ihre Therapie

Die fünf Säulen des Yoga 222

Yoga für das Gleichgewicht Ihrer aktuell vorherrschenden Elemente und zur Stärkung der Immunkraft 225
Zwanzig Minuten Yoga, um Kapha, Pitta und Vata ins Gleichgewicht zu bringen 227

Teil 5
Meditation – Medizin für Ihren Geist

Ihr Geist ist der Architekt Ihres Lebens 234
Sich selbst und andere verstehen 237

Meditation für Ihre geistige Immunkraft 241
Svadhyaya (Studium des Selbst) 242
Viren im Geist 244
Ablauf und Grundlagen der Meditation 246
Meditationsrichtlinien für die drei Kräfte 249
Meditation zur Erkundung des Geistes und dessen Impfung 252

Ein Versprechen 261

Janesh Vaidyas Ayurveda Retreat 263

Auswertung Selbsttests 265

Einleitung

Die Luft, die wir atmen, ist genau wie das Wasser, das wir trinken, nicht neu, sondern hat im Laufe von Millionen Jahren unzählige Körper passiert. Seit Anbeginn des Lebens auf der Erde hat unser Planet seine Ressourcen mit Unterstützung eines Ökosystems wiederverwertet. Wenn wir jedoch in die jüngere Geschichte zurückblicken, sehen wir, dass viele unserer Innovationen das Ökosystem des Planeten zerstören und die natürlichen Eigenschaften des Wassers, der Luft und der Erde, auf der wir leben, verändert haben. In unserer oft als Entwicklungsphase der Menschheit bezeichneten Periode bereitet unser moderner Lebensstil den Nährboden für das Wachstum und die weltweite Ausbreitung krank machender Mikroorganismen, die unsere innere Natur angreifen, in unsere Organe eindringen und verschiedene Krankheiten hervorrufen.

Die natürliche Gesundheit eines Menschen wird hauptsächlich von zwei Arten von Krankheiten angefochten: ansteckenden und nicht ansteckenden Krankheiten. Millionen von Menschen haben im Kampf gegen verschiedene Infektionskrankheiten in mehreren Pandemien ihr Leben verloren. Und jedes Jahr sterben Millionen Menschen an nicht ansteckenden Krankheiten wie Herz-Kreislauf-Erkrankungen oder Krebs oder haben dauerhaft mit schweren Leiden zu kämpfen. Wenn Pest und Cholera in früheren Jahrhunderten als die Infektionskrankheiten betrachtet wurden, von denen Menschen am stärksten betroffen waren, sah sich die moderne Welt in den letzten hundert Jahren mit vielen anderen Pandemien konfrontiert: Spanische Grippe, Pocken, Tuberkulose, HIV/Aids, Schweinegrippe und jüngst Covid-19.

Zwar arbeiten Wissenschaftler und Ärzte in unserem modernen Medizinsystem ständig daran, Krankheiten unter Kontrolle zu halten, aber weil wir uns hauptsächlich auf Symptome und deren schnelle Beseitigung konzentrieren, indem wir die *Signale* ausschalten, die unsere Gesundheitsstörungen aussenden, bleiben die Kernprobleme an der Basis bestehen und kommen immer wieder an die Oberfläche. Aber wenn wir die Signale nicht als solche beachten und fortwährend gegen das Gesetz der Natur leben, wenn wir die Atmosphäre verschmutzen und das Ökosystem unserer Mutter Erde verändern, werden die Ergebnisse unseres Handelns eines Tages mit großer Heftigkeit zu uns zurückkehren wie ein Bumerang.

Es ist also höchste Zeit, aufzuwachen und an unseren *beiden* Seiten zu arbeiten: unserer inneren und äußeren Natur. Während alles innerhalb unserer Haut unsere innere Natur darstellt, etwa die Organe, welche die Systeme für unsere Körperfunktionen bilden, ist unsere äußere Natur der Körper der Erde: die Luft, das Wasser und alle lebenden und nicht lebenden Dinge, einschließlich der Mikroorganismen des Ökosystems, die wir vielleicht noch nicht einmal mit bloßem Augen erkennen können.

In Anbetracht der Tatsache, dass unser innerer Körper ohne die Unterstützung des äußeren Körpers nicht funktionieren kann, müssen wir beide Seiten, also die Natur innerhalb und außerhalb unserer Haut, gleichermaßen berücksichtigen. Wenn wir beispielsweise einen Baum fällen, müssen wir erkennen, dass wir tatsächlich eines unserer äußeren Organe verstümmeln, das mit unserer Lunge gekoppelt und in der Lage ist, Kohlendioxid in Sauerstoff umzuwandeln, der für die Funktion unseres Atmungssystems entscheidend ist und damit für unser Leben auf dem Planeten Erde.

Lassen wir uns von Mahatma Gandhi inspirieren und sorgen wir für die Veränderung in uns selbst – was wiederum die Tendenzen in der Welt um uns herum verändern wird. Fangen wir jetzt an, die notwendigen Veränderungen in unserem eigenen Leben vorzunehmen. Mit der Weisheit des Ayurveda, einer der ältesten Gesundheitswissenschaften der Welt, können wir unsere natürliche Immunkraft aufbauen und optimale Gesundheit erreichen. Wir können die Welt um uns herum mit unserem eigenen Lebensstil inspirieren, der von der Kraft dieser uralten Weisheit geprägt ist.

Janesh Vaidya

Wie Sie dieses Buch nutzen können

Dieses Buch ist so gestaltet, dass Sie selbst entscheiden können, ob Sie sich direkt auf praktische Ayurveda-Ratschläge konzentrieren oder zunächst in die theoretischen Grundlagen eintauchen möchten.

Wenn Sie bereits über Grundkenntnisse verfügen oder an einem schnellen Einstieg zur Verbesserung Ihrer Gesundheit und Immunkraft interessiert sind, können Sie direkt zu Kapitel »Ihre AVE ...« gehen. Dort bekommen Sie, indem Sie sich mithilfe von zwei speziellen Selbsttests über das Niveau Ihrer AVE (aktuell vorherrschenden Elemente) klar werden, Informationen über Ihren derzeitigen Gesundheitszustand – den ausgeglichenen oder unausgeglichenen Zustand Ihres Körpers und Ihres Geistes. Je nach Testergebnis können Sie sofort anfangen, die Empfehlungen in diesem Buch umzusetzen, um Ihre individuellen Programme, Ihre Lebensweise, Ihre Ernährung sowie Ihre Yoga- und Meditationspraktiken zu gestalten.

Wenn Sie Ayurveda-Anfänger sind oder mehr über die Grundprinzipien und den Hintergrund dieser alten Gesundheitswissenschaft erfahren möchten, empfehle ich Ihnen, dieses Buch von Anfang bis Ende zu lesen und die Informationen und Vorschläge schrittweise auf Ihr Leben anzuwenden, während Sie in den verschiedenen Kapiteln allmählich immer mehr Wissen ansammeln.

Dieses Buch besteht aus fünf Teilen. Teil 1 ist am theoretischsten, die Teile 2 bis 5 sind eher praktisch. Blättern Sie das Buch durch und lesen Sie den kursiv gesetzten Absatz am Anfang jedes Kapitels, um ein Gefühl dafür zu bekommen, wie die verschiedenen Abschnitte angewendet werden können, und um eine Vorstellung davon zu bekommen, wo Sie die Informationen finden, die Sie suchen.

Welchen Weg Sie auch gehen, denken Sie auf Ihrer Gesundheitsreise daran, dass Ihr eigener Körper und Geist das Übungsfeld sind, auf dem Sie das in diesem Buch enthaltene Wissen umsetzen. Machen Sie sich auf den Weg zu optimaler Gesundheit und betrachten Sie die Ergebnisse jedes Schrittes als Lektion, die für den Rest Ihres Lebens wichtig ist.

TEIL 1

Traditionelles Wissen für die moderne Welt

Ayurveda – Lebenswissen für optimale Gesundheit

Hier bekommen Sie eine kurze Einführung in die Geschichte des Ayurveda und erfahren etwas über die Rolle der traditionellen Vaidya-Familien in Südindien. Sie lernen die Grundthese des Ayurveda kennen – dass wir uns wieder mit der Natur verbinden müssen, um die eigentliche Ursache unserer Gesundheitsprobleme vollständig zu verstehen – und Sie erfahren, wie Sie die ayurvedische Weisheit nutzen können, um Ungleichgewichte zu korrigieren. Sie werden mit der ayurvedischen Terminologie vertraut gemacht und können am Ende des Kapitels oft gestellte Fragen samt Antworten zum Thema lesen.

Laut Ayurveda wird der Reichtum Ihres Lebens nicht am materiellen Besitz und den Reichtümern gemessen, die Sie im Laufe Ihres Lebens anhäufen, sondern vielmehr an Ihrer körperlichen Gesundheit und Ihrem geistigen Glück. Ein reiches Leben ist automatisch auf die Natur abgestimmt. So werden Körper und Geist ständig gereinigt und geheilt, Krankheiten werden verhindert, was wiederum hilft, ein gesundes und erfülltes Leben zu führen. Weil Ayurveda eine natürliche Lebensweise ist, wird alles, was gegen die Natur geht, als ungesunde Lebensweise angesehen. Leider weicht unsere moderne Gesellschaft immer mehr von einer natürlichen Lebensweise ab, was eine der Hauptursachen für die zunehmenden Gesundheitsprobleme ist, die wir heute haben.

Sanskrit ist die älteste indoeuropäische Sprache und eine der ältesten Sprachen der Welt überhaupt. Ein Großteil der wichtigen Literatur zum Thema Wohlbefinden – auch die grundlegenden Lehren des Ayurveda – wurde in Sanskrit geschrieben und über Generationen weitergegeben. *Ayus* bedeutet darin Leben und *Veda* bedeutet Weisheit oder Wissen. Es geht hier also um ein wesentliches Wissen über das Leben, mit dessen Hilfe alle Menschen ein Dasein mit optimaler Immunkraft und Vitalität führen können.

Ayurveda wird in Indien seit mehr als fünftausend Jahren praktiziert und war bis zur Einführung von Allopathie und Homöopathie während der britischen Kolonialzeit das gängige medizinische System. Im alten Indien wurde Ayurveda von einer Gruppe von Familien, die als Vaidyas bekannt sind, studiert und praktiziert, und das Wissen wurde von einer Generation zur anderen weitergegeben, vom ältesten Vaidya zum jüngsten. Damals hatte jedes Dorf eine Vaidya-Familie, die sich um die Gesundheit der Menschen aus allen Gesellschaftsschichten kümmerte und ein ständig anwesender Ayurveda-Arzt, der den edlen Titel Raja-Vaidya trug, hatte die Aufgabe, sich ausschließlich um die Gesundheit des Königs und der königlichen Familien zu kümmern.

Obwohl die Vaidyas also diejenigen sind, die den Ayurveda aus der Taufe gehoben haben, hat der Wind der Modernisierung viele Rituale dieser alten Tradition weggeblasen. Als einer der letzten Praktizierenden in der Abstammungslinie von Vaidyas in Indien unternehme ich die bescheidene Anstrengung, das traditionelle Ayurveda-Wissen in die moderne Welt zu tragen und diese Gesundheitsweisheit unter Menschen aller Gesellschaftsschichten zu verbreiten, um so für bessere Gesundheit und ein besseres Wohlbefinden in ihrem Leben zu sorgen.

In diesem Buch geht es vor allem darum, wie wir das Wissen des Ayurveda von der indischen Tradition abstrahieren und in unserer modernen Welt umsetzen können, ohne uns angesichts der natürlichen ayurvedischen Lebensweise und der entsprechenden Esskultur überfordert zu fühlen.

Wenn wir die Natur beobachten, sehen wir, dass alle Kreaturen außer dem Menschen eine natürliche Lebensweise pflegen, indem sie in Harmonie mit ihrer Umgebung und den Jahreszeiten leben. Sie essen, bewegen sich, schlafen, entspannen sich, lieben sich und folgen dabei ihrem natürlichen Instinkt, während wir Menschen uns von der äußerlichen Energie unseres modernen Lebens lenken lassen, was große Gesundheitsprobleme in unserem Körper und Geist verursacht.

In unserer heutigen Zeit gefährden wir vieles, was der Erhaltung unserer natürlichen Gesundheit dient. Wir übernehmen die Verhaltensweisen der Fast-Food-Kultur und lassen stressige Lebensbedingungen entstehen, was sich schwächend auf unser Immunsystem und die natürliche Heilkraft des Körpers auswirkt. Moderne Annehmlichkeiten schränken die Bewegungen unserer Muskeln und Gelenke ein und sorgen für eine falsche Haltung der Wirbelsäule und der Schultern, was uns schon in jungen Jahren körperlich stark beeinträchtigt. Wir gefährden unsere persönliche Entwicklung und opfern unseren so wichtigen Schlaf für Arbeit und Nachtleben, und wir hören selten auf unser Herz und verbringen kaum noch Zeit mit unseren Lieben.

Unabhängig davon, in welchem Zustand wir uns gerade befinden, haben wir mithilfe des Ayurveda die Möglichkeit, zu Mutter Natur zurückzukehren und unsere natürliche Widerstandskraft zu verbessern, damit Heilung in unser Leben einziehen kann. Denn schließlich kann unsere Natur sich nicht nur zersetzen, sondern auch neu erschaffen und erhalten.

Wenn wir innehalten, können wir sehen, dass alles in der Natur entsteht und sich wieder zersetzt, regeneriert und wiederholt – Tag und Nacht, im Wechsel der Jahreszeiten, bei Geburt und Tod. Nur sammeln andere Kreaturen nicht so viel für die Zukunft an und schleppen nichts für die kommenden Jahre mit sich herum. Wir Menschen verschwenden den größten Teil unserer kostbaren Zeit auf diesem wunderbaren Planeten damit, Besitztümer anzusammeln, und verlassen die Welt oft, ohne auch nur einen Tag gelebt oder die wundersame Schönheit der Natur in einem einzigen Moment erlebt zu haben.

Die eigentliche Ursache Ihrer gesundheitlichen Probleme verstehen

Der Hauptgrund, warum der Ayurveda so viele Jahrhunderte überlebt hat, ist seine ganzheitliche Herangehensweise an unsere Gesundheit. In ihm geht es um unsere körperliche, geistige und seelische Entwicklung in jedem Alter und in allen Lebenslagen. Er hilft uns, die eigentliche Ursache für unsere körperlichen und geistigen Gesundheitsprobleme zu finden. Wenn in irgendeinem Teil des Körpers Schmerzen auftreten, betrachtet der Ayurveda den Schmerz als ein Signal des Körpers und konzentriert sich darauf, die Grundursache des Problems zu finden, anstatt das Signal vorübergehend mit Pillen auszuschalten. Wenn eine Person beispielsweise an Migräne leidet, kann die Grundursache eine stressige Arbeitssituation oder eine komplizierte Beziehung oder unterdrückte Unzufriedenheit in jedem Lebensbereich sein, auch wenn es sich dabei um ein körperliches Symptom handelt. Oder wenn eine Person über einen langen Zeitraum eine tiefe Traurigkeit verspürt, wenn sie Angst oder starken mentalen Stress hat, kann dies auf

Dauer zu Veränderungen in den Zellen und zu bösartigen Tumoren im Körper führen.

Anhand dieser Beispiele sehen wir, dass Körper und Geist in Wechselbeziehung stehen und dass ein Problem im Geist die Funktionen der Körpersysteme beeinträchtigen kann und umgekehrt. Unabhängig davon, ob es sich um ein langwieriges körperliches Symptom wie eine Verdauungsstörung oder um ein schweres psychisches Problem wie starken Stress oder Depressionen handelt, wirken sich diese Störungen auf das Immunsystem aus, was Krankheiten aller Art Tür und Tor öffnet.

Laut Ayurveda besteht die Mikroebene unserer Körpergewebe aus der Kombination von fünf Elementen: Erde, Wasser, Feuer, Luft und Äther, und unser Körper arbeitet mit den Kräften, die (bei entsprechender Kombination) von diesen Elementen erzeugt werden: *Kapha* (Erde–Wasser), *Pitta* (Feuer–Wasser) und *Vata* (Luft–Äther).

Wenn die grundlegenden Elemente in unserem Körper-Geist-System im Gleichgewicht sind, arbeiten alle unsere Systeme – Herz-Kreislauf-System, Atmungssystem, Verdauungssystem, Urogenitalsystem (Harn- und Geschlechtsorgane), Stütz- und Bewegungssystem (Skelett, Muskulatur) sowie das hormonelle und das lymphatische System – mit größter Leichtigkeit, was im Ayurveda als Zeichen perfekter Gesundheit gilt. Aber wenn durch falsche Ernährung/Lebensweise/geistige Übungen eines dieser Elemente aus dem Gleichgewicht gerät, wird dies als Ungleichgewicht angesehen.

Kraft	**Elemente**
Kapha	Erde–Wasser
Pitta	Feuer–Wasser
Vata	Luft–Äther

Von den fünf grundlegenden Elementen kontrolliert *Agni* (das Feuerelement) unsere Immunkraft über das Blut und das Herz-Kreislauf-System und schützt unseren Körper vor Angriffen krankheitsverursachender Mikroorganismen wie Bakterien, Viren, Pilzen und Parasiten. Während das Feuerelement über das Blut das zentrale Heizungssystem des Körpers in Gang hält, ist das Wasserelement im menschlichen Körper in Form von Verdauungssäften aktiv.

Zum Zeitpunkt des Todes sinkt die Körpertemperatur, weil das Feuerelement nicht mehr da ist. Das ermöglicht es externen Mikroorganismen, im Rahmen des Regenerations- oder Recyclingprozesses der Natur in die Zellen einzudringen und diese zu zersetzen. Wenn unsere Immunkraft zu Lebzeiten nicht stark genug ist, um diesen externen Mikroorganismen zu widerstehen, überwinden sie unser Immunsystem und beeinträchtigen die Funktion unserer Organe.

Die Immunkraft variiert von Mensch zu Mensch. Sie ist nicht nur davon abhängig, welche Elemente bei einer Person von Geburt an dominieren, sondern auch von den Elementen, die in einem bestimmten Alter oder zu einer bestimmten Jahreszeit vorherrschen. Sie erfahren im folgenden Kapitel mehr darüber. Wenn wir diese natürlichen Einflüsse auf unseren Körper in verschiedenen Lebensphasen nicht kennen und einfach den allgemein üblichen Lebensstil pflegen, gerät unser Agni und geraten andere Elemente in einen Zustand des Ungleichgewichts, der schließlich unsere Immunkraft schwächt. Betrachten wir diese natürlichen Gegebenheiten jedoch aus Sicht des Ayurveda und korrigieren sie mit einem personalisierten Ernährungsprogramm und einer entsprechenden Lebensweise, können wir die Elemente im Körper ins Gleichgewicht bringen und uns in jedem Alter und jeder Jahreszeit optimale Gesundheit bewahren.

Im Zustand gesundheitlichen Ungleichgewichts verschlechtern sich einzelne oder mehrere Elemente und senden Signale in Form von Funktionsstörungen in Körper und Geist aus. Das Missachten dieser Signale über einen bestimmten Zeitraum schwächt unser Immunsystem und führt zu verschiedenen Symptomen. Später kommt es zu Erkrankungen der entsprechenden Organe und Systeme. Wobei Signale sich in körperlichen oder geistigen Funktionsstörungen oder in beiden zum Ausdruck bringen können.

Indem wir sorgfältig auf die Signale unseres Körpers und Geistes achten, können wir herausfinden, welche Elemente in unserem System aus dem Gleichgewicht geraten sind. Wenn wir zum Beispiel nicht die passende Nahrung gemäß unserer AVE (aktuell vorherrschenden Elemente) zu uns nehmen, zeigt unser Verdauungssystem Signale entsprechend des Grades der Unausgeglichenheit der Elemente an, etwa in Form von Verdauungsstörungen (Erd-Wasser-Ungleichgewicht) oder Sodbrennen (Feuer-Wasser-Ungleichgewicht) oder Blähungen (Luft-Äther-Ungleichgewicht). Ein Ungleichgewicht in unserem Mentalkörper zeigt sich in Form von Depressionen (Erd Wasser-Ungleichgewicht), Stress (Feuer-Wasser-Ungleichgewicht) oder Angst (Luft-Äther-Ungleichgewicht). In den kommenden Kapiteln erfahren Sie mehr über die fünf Elemente und die drei Naturkräfte.

Häufig gestellte Fragen

Wenn ich als Botschafter des Ayurveda um die Welt reise, Vorträge halte und Gesundheitsberatungen mache, höre ich – unabhängig von Alter oder Gesundheitszustand der mir begegnenden Menschen – immer wieder bestimmte Fragen. Die am häufigsten vorkommenden finden Sie, zusammen mit meinen Antworten, auf den folgenden Seiten:

Woher weiß ich, ob mein derzeitiger Gesundheitszustand optimal ist oder nicht?

Grundsätzlich spiegelt sich Ihr Gesundheitszustand in Ihrer Immunkraft wider, die von den Elementen Feuer und Wasser in Ihrem Körper aufrechterhalten wird, beispielsweise von den weißen Blutkörperchen, die gegen externe krankheitsverursachende Mikroorganismen kämpfen. Ihr Verdauungstrakt ist die Wiege Ihres Immunsystems und enthält nützliche Mikroorganismen, die auch gegen schädliche Mikroorganismen von außen ankämpfen. Wenn Sie diese beiden Bereiche beobachten – die Qualität Ihres Blutes und Ihrer Verdauung –, können Sie das Niveau Ihrer Immunkraft und damit Ihren gegenwärtigen Gesundheitszustand ermitteln. Wenn beispielsweise Ihre Blutwerte normal sind und Sie einen guten Stoffwechsel haben, ist dies ein Zeichen für eine gute Immunkraft. Wenn Ihre Blutwerte jedoch Defizite aufweisen oder Sie unter Anomalien wie Blutarmut leiden, wenn Sie häufig Verdauungsprobleme wie Durchfall, Verstopfung oder Blähungen haben, wenn Sie sich die meiste Zeit müde und abgeschlagen fühlen, wenn Sie häufig Infekte oder Erkältungen bekommen oder wenn es lange dauert, bis bei Ihnen eine Wunde verheilt, sind dies Anzeichen für eine geringe Immunkraft und einen schlechten Gesundheitszustand oder einen unausgeglichenen Zustand der Elemente.

Woher weiß ich, ob ich ein Ungleichgewicht in Körper oder Geist habe?

Betrachten Sie jedes Anzeichen einer Störung der normalen Funktion Ihres Körpers oder Geistes als ein Ungleichgewicht im System, als ein Signal, das Ihnen sagt, dass etwas mit Ihrer Gesundheit nicht stimmt. Versuchen Sie nicht, diese Signale erst einmal zu ignorieren. Sondern kümmern Sie sich rechtzeitig darum, bevor ein Signal zu einem Symptom wird und sich zu einer Krankheit entwickelt.

Was soll ich tun, um ein Ungleichgewicht auszugleichen? Gibt es eine schnelle Lösung im Ayurveda?

Stellen Sie sich vor, in Ihrem Haus brennt es und die Alarmglocke schrillt: Schalten Sie sie aus oder löschen Sie das Feuer? Wir alle wissen, um was wir uns eigentlich vorrangig kümmern müssten. Aber was machen wir in unserer modernen Gesellschaft? Wir versuchen, unsere Gesundheitsprobleme mit Medikamenten und einfachen Lösungen möglichst schnell zu beheben.

In unserer Welt gibt es viele einfache und schnelle Lösungen, um Signale vorübergehend auszuschalten; egal ob es sich um Bluthochdruck, einen hohen Cholesterinspiegel, Verdauungsprobleme oder andere Symptome handelt. Aber wenn man sich nur auf Pillen verlässt, die Signale ausschalten, kann man die eigentliche Ursache nie finden und das Problem nicht lösen. Jedes Symptom ist ein Signal aus unserem Körper und Geist, das wir nicht einfach mit Pillen oder Übergangslösungen abschalten sollten. Wir alle wissen, dass die meisten Medikamente nicht nur punktuell auf die unausgeglichenen Organe einwirken, sondern auch bekannte und unbekannte Nebenwirkungen haben, die früher oder später zu Schäden an anderen Organen in den verschiedenen Systemen führen. Die ausschließliche Behandlung eines Symptoms mit Pillen kann zu

Funktionsstörungen anderer Organe führen und auf lange Sicht sogar dazu, dass das gesamte System mehr oder weniger abgeschaltet wird. So kommt es zu einer Krankheit.

Ist der traditionelle Ayurveda ein Gegner der modernen Medizin?
Sicher nicht. Lassen Sie es mich so ausdrücken. Das Motto der meisten Menschen in unserer modernen Welt lautet ja »schnell essen, schnell leben« . Und gerade wegen dieser ungesunden Essgewohnheiten und wegen unseres unnatürlichen Lebensstils brauchen wir auch *schnelle* Lösungen für unsere Probleme. Wenn beispielsweise jemand einen Unfall hat und es um Leben und Tod geht, müssen wir ihn natürlich in ein modernes Krankenhaus bringen und die Hilfe von Ärzten in Anspruch nehmen, um sein Leben zu retten. Oder ein anderes Beispiel: Wenn jemand ein unnatürliches Leben führt und nicht auf die Signale und Symptome seines Körpers oder Geistes hört und sich schließlich mit einem lebensbedrohlichen Problem wie einem Herzinfarkt konfrontiert sieht, bei dem eine Operation die einzige lebensrettende Lösung ist, dann muss das Leben dieser Person mithilfe von Schulmedizinern gerettet werden.

Kann Ayurveda bei allen Arten von gesundheitlichen Problemen helfen?
Es gibt hauptsächlich vier verschiedene Gesundheitszustände. Ayurveda wird dabei wie folgt eingesetzt:

1. *Beste Gesundheit:* Wenn Sie sich im Moment bester Gesundheit erfreuen – was bedeutet, dass Sie keine Ungleichgewichte in Ihrem Körper-Geist-System haben –, können Sie die einzelnen Disziplinen des Ayurveda vorbeugend anwenden, um in den nächsten Jahren nicht krank zu werden.
2. *Erste Signale von den Organen:* Wenn Sie erste Signale von Ihrem Körper-Geist-System bekommen, können Sie mit den

Ayurveda-Disziplinen daran arbeiten. Normalerweise können Sie Ihre Elemente innerhalb weniger Wochen wieder ins Gleichgewicht bringen und zum Zustand bester Gesundheit zurückkehren.

3. *Symptome wie Funktionsstörungen eines Organs oder eines ganzen Systems:* Wenn Sie bereits an einem Symptom leiden und von einem Schulmediziner behandelt werden, können Sie die Ayurveda-Disziplinen als komplementäre Behandlung in Ihr tägliches Leben bringen und dabei zuschauen, wie sich Ihre Gesundheit Schritt für Schritt verbessert. Entsprechend können Sie die Einnahme von Medikamenten nach Rücksprache mit Ihrem Arzt vielleicht reduzieren.
4. *Die Gesundheit ist durch eine lebensbedrohliche Krankheit gefährdet:* Auch wenn Ihr Leben derzeit von einer schweren Krankheit bedroht ist, setzen Sie die Ayurveda-Disziplinen ergänzend ein, um die Nebenwirkungen anderer Behandlungen zu verringern (etwa einer Chemotherapie, die Schulmediziner vielleicht auf Krebszellen anwenden müssen, um das Leben des Patienten zu retten, obwohl sie für gesunde Zellen schädlich ist). In solchen Situationen kann Ayurveda das Körper-Geist-System eines Patienten mit der Heilkraft von Mutter Natur bei der Reinigung und Verjüngung unterstützen.

Wie setze ich Ayurveda ein, um meine Immunkraft zu stärken und einen optimalen Gesundheitszustand zu erreichen?

Mithilfe des traditionellen Ayurveda-Wissens können Sie die Elemente in Ihrem Körper-Geist-System ausbalancieren und Ihre Immunkraft verbessern, um größtmögliches Wohlbefinden in jedem Alter und allen Lebensphasen zu erreichen. Bitte denken Sie aber daran, dass sich Praktizierende des traditionellen Ayurveda darauf konzentrieren, die eigentliche Ursache für Ungleichgewichte zu finden und zu behandeln, anstatt Signale auszuschalten. Gemäß dieser alten Weisheit gibt es auch keine Pillen, die ein Ungleichgewicht schnell beheben, sondern nur die Möglichkeit, mit den drei natürlichen Übungen eine Disziplin im Leben aufrechtzuerhalten: die richtigen Nahrungsmittel für die gegenwärtig vorherrschenden Elemente, inspirierende Gedanken und eine gesunde Lebensweise, zu der auch genügend Ruhe und die richtige Bewegung für Ihren Körpertyp gehört.

Mit den kommenden Kapiteln erhalten Sie das Rüstzeug, Ihr eigener Therapeut zu werden, indem Sie die natürlichen Praktiken und Methoden kennenlernen, die der Ayurveda bietet. Zunächst möchte ich Ihnen aber ein wenig Hintergrundwissen über die ayurvedische Sicht auf das Leben auf diesem Planeten geben – auf Ihr Leben, auf meines und auf das aller anderen Lebewesen.

Vom Leben lernen

Es kann nicht schaden, jeden Tag etwas Neues auszuprobieren. Erinnern Sie sich immer wieder daran, dass noch niemand etwas wirklich gelernt hat, ohne Fehler zu machen. Fehler zu machen ist besser, als nichts zu tun. Aber achten Sie auch darauf, nicht immer wieder dieselben Fehler zu machen, denn das verringert Ihre Chancen, dadurch zu wachsen, dass Sie Neues ausprobieren oder einen anderen Fehler machen, der vielleicht die entscheidende Lektion beim Erwerb Ihres »Ayur-Veda«, Ihres Wissens vom Leben ist.

Wir können die grundlegenden Lektionen und Prinzipien des Ayurveda aus sehr kleinen Dingen in unserem Leben lernen. Um eine natürliche Gesundheitswissenschaft zu studieren, müssen wir nicht unbedingt eine Universität besuchen oder viele Bücher aus einer Bibliothek zurate ziehen. »Ayur-Veda« ist Wissen über das Leben aus eigener Erfahrung. Das Einzige, was Sie dafür mitbringen müssen, ist die Bereitschaft, Ihre Sinne zu entwickeln, um die kleinen Dinge in der Natur und in Ihrer Umgebung wahrzunehmen.

Eine einfache Übung in der Natur: Achten Sie einmal auf die sich ändernden Tageszeiten. Nehmen Sie das unterschiedliche Licht und die verschiedenen Temperaturen zwischen Geburt und Tod eines Tages wahr, die Art und Weise, wie die Natur – einem Künstler gleich – den natürlichen Alterungsprozess dieses Tages in verschiedenen Zeitfarben malt. Oder betrachten Sie die Natur als Musiker, der seine Musik mit verschiedenen Zeitmelodien komponiert. Wie beim Sonnenaufgang beginnt die Musik in einem langsamen Rhythmus, bevor sie zum Höhepunkt ansteigt und sich am Ende beruhigt.

Sie können diese Übung in der Natur noch fortsetzen, indem Sie das Leben einer winzigen Blume beobachten oder sich einen funkelnden Stern anschauen, der vielleicht nicht einmal mehr existiert. Wenn Sie die kleinen Wunder in Flora und Fauna beobachten, erkennen Sie auch die natürlichen Kräfte, die in Ihnen selbst verborgen sind. Wenn Sie die Erde aus großer Entfernung sehen und von Weitem auf Ihr Leben schauen, erkennen Sie, was in diesem winzigen Moment das Wichtigste in Ihrem Leben ist.

Ayurveda und Immunkraft

Hier untersuchen wir die Gründe für eine schwache Immunkraft aus Sicht des Ayurveda und ihre Wechselwirkung mit dem Gleichgewicht oder Ungleichgewicht der drei Kräfte Kapha, Pitta und Vata und gehen auf sieben generelle Ursachen für eine schlechte Immunkraft ein, die in unserer modernen Gesellschaft häufig zu beobachten sind. Dadurch werden Sie verstehen, warum es so wichtig ist, zu einer Lebensweise zu finden, die Ihren individuellen Bedürfnissen entspricht, entsprechend Ihrer Konstitution oder den Ungleichgewichten, die Ihre Gesundheit im Moment gefährden könnten.

Einer der Hauptgründe für eine schwache Immunkraft und die Entstehung von Krankheiten, wie sie im Ayurveda beschrieben werden, ist die Anreicherung von Toxinen in den Kreisläufen unseres Körpersystems. Wenn die Stoffwechselorgane im Körper nicht gut funktionieren, können sich leicht Giftstoffe ansammeln und die natürliche Funktion des gesamten Systems stören; was unsere natürliche Widerstandskraft und Vitalität verringert.

Wie wir bereits erfahren haben, spielt das Feuerelement (Agni) eine wichtige Rolle für die Funktion des Stoffwechselsystems und bei entsprechenden Funktionsstörungen. Wenn Agni sich im Gleichgewichtszustand befindet *(Sama Agni)*, funktioniert der gesamte Stoffwechselprozess, von der Nahrungsaufnahme und der Verteilung von Nährstoffen über den Blutstrom an die Zellen bis hin zur Beseitigung von Giften aus dem Körper im Urin, im Schweiß und im Kot, reibungslos und ohne Komplikationen.

Wenn Agni jedoch aus dem Gleichgewicht gerät, können drei Arten von Funktionsstörungen auftreten, welche die Immunkraft des Körpers auf unterschiedliche Weise beeinflussen und krankheitsverursachenden Angriffen auf Organe und System Tür und Tor öffnen.

Ungleichgewichte, die Ihre Immunkraft schwächen

1. Schwache Verdauung *(Manda Agni)*: Eine eher schwache Verdauung ist das Ergebnis von nicht genügend Agni, dem Verdauungsfeuer, das für die Funktion des entsprechenden Systems erforderlich ist. Aufgrund eines nicht ausreichenden Feuerelements dauert die Verdauung der aufgenommenen Nahrung länger, was zu Magenverstimmungen und Blähungen führen kann. Eine schwache Verdauung führt auch zu einer Ansammlung von Toxinen im Verdauungstrakt und lädt auf lange Sicht schädliche Mikroorganismen von außen in den Körper ein.
2. Intensive Verdauung *(Tikshna Agni)*: Dieser Zustand wird durch eine Agni-Hyperaktivität verursacht. Mit der intensiven Hitze des Feuers baut das Verdauungssystem die Nahrung zu schnell ab. In diesem Zustand hypersaurer Aktivität hat die Person Hunger und ist gleichzeitig unzufrieden mit dem, was sie isst. Dies kann zu saurem Reflux vom Magen in die Speiseröhre führen. Wenn darauf nicht rechtzeitig geachtet wird, kann es zu Magengeschwüren und Hautproblemen kommen.
3. Problematische Verdauung *(Vishama Agni)*: Dies ist ein Zustand, in dem das Verdauungssystem unvorhersehbar funktioniert. In ihm kann Agni entweder zu stark oder zu schwach

sein, was die Verdauung zu schnell oder zu langsam macht. Dies kann nach dem Essen zu Magenblähungen oder Brennen oder anderen Problemen im Magen und in der Speiseröhre führen und verursacht oft Entzündungen im Körper, die ihn wiederum für Infektionen anfällig machen und unser Immunsystem in ständige Alarmbereitschaft versetzen.

Wenn bei Ihnen eines der oben genannten Symptome in Zusammenhang mit der Verdauung auftritt, können Sie davon ausgehen, dass sich Ihr Agni derzeit nicht im ausgeglichenen Zustand befindet; was bedeutet, dass Ihre Immunkraft nicht auf dem optimalen Niveau ist, denn Agni ist einer der Schlüsselfaktoren Ihres Immunsystems.

Gründe, aus denen Agni in Ihrem Verdauungssystem gestört sein kann, gibt es mehrere. Aber wenn Sie Ihre Gesundheit verbessern wollen, sollten Sie sie auf jeden Fall ausfindig machen und korrigieren. Laut Ayurveda gibt es drei Kräfte (Kapha, Pitta und Vata), die das gesamte Körpersystem einschließlich des Stoffwechsels steuern. Während Sama Agni der ausgeglichene Zustand der drei Kräfte im Verdauungssystem ist, kommt es durch ein Ungleichgewicht dieser Kräfte zu Problemen bei der Verdauung. Die oben angesprochenen Probleme werden jeweils durch ein Kapha-Ungleichgewicht (Manda Agni), ein Pitta-Ungleichgewicht (Tikshna Agni) und ein Vata-Ungleichgewicht (Vishama Agni) verursacht. In den folgenden Kapiteln lernen Sie diese drei Kräfte und ihre guten und schlechten Auswirkungen auf den Körper in ihrem ausgeglichenen und unausgeglichenen Zustand kennen.

Agni und Körpergewicht

Laut Ayurveda wird das Körpergewicht einer Person in erster Linie vom Stoffwechselsystem bestimmt, welches wiederum durch Agni, das Verdauungsfeuer, gesteuert wird, das die Nahrung mithilfe von Säuren und Enzymen abbaut und die Abfallstoffe beseitigt, indem es die nicht verwendeten Nahrungspartikel mit seinen erhitzenden Eigenschaften verbrennt. Hier sollte man nicht vergessen, dass sich das Agni-Niveau jeder Person und damit ihr Stoffwechsel entsprechend dem Niveau der in den Körpersystemen vorherrschenden Elemente verändert.

Wenn in Ihrem Körper die Elemente Erde und Wasser vorherrschen und er somit von der Kraft des Kapha angetrieben wird, neigen Sie zu Übergewicht und haben es eher schwer abzunehmen. Wenn in Ihrem Körper jedoch die Elemente Luft und Äther vorherrschen, er also von Vata angetrieben wird, fällt es Ihnen eher schwer zuzunehmen und Sie haben häufig Probleme mit zu wenig Körpermasse. Wenn bei Ihnen Feuer und Wasser vorherrschen und Sie von Pitta angetrieben werden, halten Sie aufgrund Ihres starken Verdauungssystems, Ihres gesunden Appetits und Ihres aktiven Lebensstils, der den Stoffwechselorganen bei der Nährstoffaufnahme hilft, meist ein konstantes Körpergewicht; Ihr Körper ist in der Lage, Giftstoffe regelmäßig und ohne Unterbrechung auszuscheiden.

Sieben allgemeine Gründe für eine schwache Immunkraft

Bevor wir untersuchen, wie wir unsere Gesundheit mithilfe von Ayurveda verbessern können, wollen wir einen Blick auf die häufigsten Gründe werfen, aus denen heraus unser Immunsystem nicht optimal funktioniert.

Obwohl es viele Faktoren gibt, die das Agni-Niveau und die natürliche Widerstandskraft unseres Systems beeinflussen können, sind in unserer modernen Gesellschaft aufgrund unserer Kultur, in der das Motto »schnell essen, schnell leben« gilt, immer wieder sieben Faktoren zu beobachten:

1. Schlechte Essgewohnheiten

Was passiert, wenn wir den Tank eines Dieselautos mit Benzin füllen? Das Auto fährt wahrscheinlich eine Weile; aber genauso wie wir früher oder später Probleme mit dem Motor oder einem anderen mechanischen Teil des Autos bekommen, bekommen wir Probleme mit unserem Verdauungs- und Immunsystem, wenn wir unseren Magen mit der falschen Nahrung versorgen. Selbst wenn viele Funktionen unserer Körperorgane und -systeme denen anderer Menschen ähneln, merken wir bei sorgfältiger Beobachtung, dass sich selbst Familienmitglieder in ihren Grundeigenschaften unterscheiden. Diese Grundeigenschaften sind unser Motor, und wir müssen den Kraftstoff tanken, also die Nahrung aufnehmen, die zu unserem Verdauungssystem passt. Leider scheinen wir der Überzeugung zu sein, dass jeder Mensch die meisten angebotenen Lebensmittel auch bedenkenlos essen kann.

Wenn Sie die Funktionen Ihres Verdauungssystems korrigieren möchten, müssen Sie Ihre aktuelle Verdauungstätigkeit verstehen und Ihre Ernährungsgewohnheiten entsprechend anpassen. Wenn Sie beispielsweise eher wenig Agni in Ihrem Verdauungstrakt haben und unter Blähungen oder anderen Verdauungsstörungen leiden, fügen Sie Ihrem Essen genügend Gewürze zu, um es feuriger und damit leichter verdaulich zu machen. Wenn Sie dagegen Probleme mit intensivem Feuer haben und unter Übersäuerung, Sodbrennen oder saurem Reflux leiden, reduzieren Sie Agni in Ihrem System, indem Sie scharfe Gewürze und Säuren eher vermeiden und auf entsprechende Nahrungsmittel/Getränke verzichten. (Weitere Informationen und eine Liste mit Lebensmitteln, die das Feuer anfachen beziehungsweise abschwächen, finden Sie in Kapitel »Nahrung als Medizin«.)

Denken Sie immer daran, dass sich Ihre Gesundheit und Ihre optimale Immunkraft in Ihrer täglichen Verdauung widerspiegeln. Wenn Sie Ayurveda-Anfänger sind und erst durch das Lesen dieses Buches allmählich mehr über diese alte Weisheit erfahren, empfehle ich Ihnen, zunächst Ihren Körper als primäres Lernmaterial zu betrachten und Ihre täglichen Verdauungsfunktionen zu überwachen; vor allem nach den Mahlzeiten. Im gesunden Zustand hätten Sie derart regelmäßig Appetit, dass man die Uhr danach stellen könnte, und hätten ein- bis dreimal täglich Stuhlgang, ohne Schwierigkeiten wie Verstopfung, Durchfall, Blähungen, sauren Reflux, Sodbrennen, Krämpfe oder andere Verdauungsprobleme zu bekommen. Wenn Sie solche Probleme allerdings schon haben, versuchen Sie, Ihre Ernährungsgewohnheiten zu ändern, indem Sie einige Lebensmittel/Getränke, von denen Sie glauben, dass sie Einfluss auf Ihr Agni im Verdauungstrakt genommen haben könnten, hinzufügen oder weglassen.

2. Stress oder Depressionen

Zwei Faktoren, die zu einer Verminderung der Immunkraft führen können, sind psychischer Stress und Depressionen.

In unserer Gesellschaft gilt Stress als eine der Hauptursachen für viele gesundheitliche Probleme. Dauerstress beeinträchtigt nicht nur unsere Stoffwechselfunktionen, indem er Agni, die Verdauungssäuren im System, aus dem Gleichgewicht bringt, sondern fügt auch den Funktionen in unserem Hormonsystem ernsthaften Schaden zu. Beispielsweise verfügt unser Körper über einen Mechanismus, der Hormone wie Cortisol und Adrenalin aus den Nebennieren freisetzt, wenn wir in eine gefährliche oder bedrohliche Situation geraten, auf die der Körper schnell reagieren muss. Während Cortisol in einer solchen Situation vorübergehend die physischen Funktionen der nicht essenziellen Körpersysteme, etwa des Reproduktions- und Immunsystems, ausschaltet und diese Energie für das Kampf-oder-Flucht-Vermögen des Körpers bereitstellt, erhöht Adrenalin den Herzschlag und die Atmung sowie die Blut- und Sauerstoffversorgung und setzt Glukose frei, was wiederum die Muskeln auf eine schnelle und dynamische Aktion vorbereitet.

Obwohl Cortisol und Adrenalin also zum Notfallabwehrmechanismus unseres Körpers gehören, können die Nebennieren auch in *nicht* lebensbedrohlichen Situationen, in denen der denkende Geist übermäßig hektisch oder gestresst ist, angeregt werden, diese Hormone ins Blut abzugeben, und den Körper so auf sofortiges Handeln vorbereiten. Ein solches Leben im Dauerstress verstärkt das Feuerelement im Körper. Cortisol und Adrenalin werden ständig ins Blut abgegeben, wodurch nicht nur die Funktionen unseres Immunsystems unterbrochen, sondern auch Herzschlag, Atmung und Leberfunktion erhöht werden. Dadurch wird unser Hormonsystem irgendwann zusammenbrechen und unsere natürliche Widerstandskraft ebenso außer Kraft setzen wie die Fähigkeit unseres Gehirns, die richtigen Signale auszusenden, um unseren Körper genau dann zu schützen, wenn er diesen Schutz braucht, beispielsweise wenn Krankheitserreger unsere Systeme bedrohen.

Andere häufige Folgen eines Lebens im Dauerstress sind Autoimmunerkrankungen. Unter gesunden Bedingungen erkennt unser Gehirn die Krankheitserreger, die in unser Körpersystem eindringen, und sendet Signale an die Immunzellen, dass sie die Eindringlinge angreifen sollen. Unser Gehirn ist der Hauptmann dieser Armee namens Immunsystem, und seine Befehle sind entscheidend für den Sieg über unsere Feinde, die Krankheitserreger, die in unser Territorium, unsere Körpersysteme, eindringen. Doch aufgrund des hohen Stresspegels verliert das Gehirn seine natürliche Fähigkeit, den Feind wahrzunehmen, und kann unser Immunsystem nicht mehr anweisen, gegen ihn zu vorzugehen. Weil das Immunsystem aber immer die Anweisungen des Hauptmanns, also des Gehirns, befolgt, kann diese Armee, wenn der Hauptmann eine falsche Anweisung gibt, sogar die eigenen Organe angreifen und die eigenen Systeme zerstören. Das kennen wir als Autoimmunerkrankung.

Solche Erkrankungen können zwar jeden Teil des Körpers betreffen, aber in der Regel stören sie das Hormonsystem, insbesondere die natürlichen Funktionen der Schilddrüse und die Insulinproduktion in der Bauchspeicheldrüse. Häufig betreffen die Störungen auch die Haut (beispielsweise Schuppenflechte), die Nerven und Muskeln (Multiple Sklerose), die Gelenke (rheumatoide Arthritis) sowie die Funktionen der roten Blutkörperchen. Autoimmunerkrankungen erhöhen auch das Risiko für bestimmte Krebsarten und chronische Entzündungen im Körper.

Die beste Möglichkeit, zu verhindern, dass Ihr Immunsystem in diesen Zustand übergeht, besteht nun darin, Ihrem Gehirn genügend Ruhe und Entspannung zu ermöglichen, indem Sie stressige Gedanken reduzieren und Ihr persönliches und berufliches Leben mit den Mitteln des Ayurveda korrigieren. Welche Veränderungen Ihrer Lebensweise zur Erhaltung eines gesunden Geistes und Körpers nötig sind, erfahren Sie in den folgenden Kapiteln.

Ein weiterer Zustand, der das Immunsystem schwächt, ist die Depression, bei der es sich laut Ayurveda um einen Zustand des Kapha-Ungleichgewichts im Geist handelt. Wenn der Geist deprimiert ist, verlangsamt er die Körperfunktionen einschließlich Verdauung und Stoffwechsel. Dabei vermindert die Reduktion des Verdauungsfeuers nicht nur die Immunkraft, sondern bewirkt auch, dass sich Giftstoffe in den Energiebahnen (den Nadis) ansammeln und die feinstofflichen Energien blockieren, die für die Erhaltung der allgemeinen Gesundheit und Vitalität zuständig sind. Blockierte Energiebahnen und ein erhöhter Toxinspiegel bewirken wiederum, dass der Körper der ständigen Bedrohung durch schädliche Mikroorganismen von außen und die von ihnen verursachten Krankheiten ausgesetzt ist.

Mögliche Ursachen für Depressionen sind etwa Medikamente, Drogen, Traumata oder Zustände der Trauer, die uns je nach *Prakriti* (der Geburtskonstitution, über die Sie gleich noch mehr erfahren) und aktuellen Ungleichgewichten unterschiedlich stark betreffen. In Anbetracht der Tatsache, dass ein depressiver Geist leicht in ungesunde Gewohnheiten verfallen kann und die meisten Menschen auf der Welt zu einem bestimmten Zeitpunkt ihres Lebens eine Depression durchmachen, müssen wir diesen Zustand des geistigen Absturzes jedoch stets ernst nehmen und rechtzeitig handeln, um uns durch die disziplinierte Einhaltung eines aktiven Ayurveda-Lebensstils, energiereiche Nahrungsmittel und belebende Yoga- und Meditationsübungen wieder zu erholen.

3. Fehlende Ruhepausen und schlechter Schlaf

Gibt es eine bessere Therapie als Schlafen, um unsere Energie wiederherzustellen und unsere Gesundheit zu erhalten? Es existiert in der Tat kein Ersatz für den Schlaf. Deshalb sollen wir ungefähr ein Drittel unseres Lebens dafür aufwenden. In den Stunden, in denen wir schlafen, werden unsere inneren Systeme von mentalen und physischen Toxinen gereinigt, alte Zellen werden durch neue ersetzt und Körper und Geist wird neue Lebensenergie zuteil. Bekommen wir nicht genug Schlaf, hat unser Körper keine Zeit, um die Giftstoffe zu beseitigen, die dann den Kreislauf blockieren und sowohl das Verdauungsfeuer als auch das Immunsystem beeinträchtigen. Auf lange Sicht kann das Ansammeln von Toxinen und Fett zu Entzündungen, geringer Widerstandskraft gegen Infektionen und Fettleibigkeit führen.

Neben passender Ernährung und passenden Körperübungen ist guter Schlaf außerdem ein natürliches Verjüngungsmittel. Wobei es für die Qualität des Schlafes nicht nur auf die Zahl der Stunden ankommt, die wir schlafend verbringen, sondern auch auf die Tiefe des »totalen Stillstands« unseres Körpers und Geistes während dieser Stunden. Manche Menschen kommen durchaus auf genügend Schlafstunden, aber sie wachen körperlich abgeschlagen oder geistig unruhig wieder auf. Dies kann beispielsweise passieren, wenn das Unterbewusstsein wach ist, obwohl das Bewusstsein schläft. Wenn wir uns um irgendetwas in unserem Leben Sorgen machen – das kann die Sorge um unsere Gesundheit, Arbeitssituation, Partnerbeziehung oder um unsere Familienmitglieder sein –, kann dies unser Unterbewusstsein rund um die Uhr wach halten.

In Anbetracht der Tatsache, dass Schlaf der natürliche Erneuerer unseres Körpers und Geistes ist, liegt ein Hauptaugenmerk im Ayurveda darauf, die Qualität unseres Schlafes zu verbessern, indem wir die Ursachen unserer Schlafprobleme verstehen, unsere gegenwärtige Lebensweise neu definieren und anhand der in unserem System vorherrschenden Elemente auch unsere natürlichen Schlafmuster kennenlernen. Wenn Sie die beiden widersprüchlichen Faktoren in Ihrem Leben verstehen, nämlich erstens Ihren Körper-Geist-Typ und zweitens den Teil Ihrer Lebensweise, der gegen Ihren Körper-Geist-Typ arbeitet, können Sie das bestehende Problem mit den Mitteln des Ayurveda beheben, indem Sie angemessene Veränderungen in Ihrer Ernährungs- und Lebensweise vornehmen, was wiederum die Qualität Ihres Schlafes verbessern wird.

Ojas

Der Ayurveda beschreibt *Ojas* als das Elixier, die Essenz von Körper und Geist, die zu einem großen Teil im Bereich des Herzchakra (Brustmitte) erzeugt und gespeichert wird, während wir schlafen. Diese feinstoffliche Energie spielt im gesamten Lebenszyklus eine wichtige Rolle für den allgemeinen Abwehrmechanismus aller Körper-und-Geist-Systeme. Eine ausreichende Menge an Ojas im Herzchakra ist wichtig, um die einzelnen Systeme zu reinigen, zu verjüngen und vor Krankheiten zu schützen. Wenn Ihr Körper nicht genügend Schlaf bekommt, spüren Sie den Mangel an Ojas daran, dass Sie sich körperlich matt fühlen und geistig so etwas wie Langeweile empfinden. Ein solcher Mangel in Ihrem System kann auch dazu führen, dass Sie in der Mitte der Brust einen Druck verspüren, als müssten Sie sich anstrengen, um tiefe, vollständige Atemzüge zu machen (das Zwerchfell vollständig auszudehnen). Oder Sie haben des Öfteren das Gefühl, dass Sie gähnen möchten; doch wegen des Mangels an Ojas können

Sie dies nicht wirklich ausgiebig tun und auch keine tiefen, langen Atemzüge machen.

Zwar haben viele Menschen Schlafprobleme, aber wenn wir diese genauer untersuchen, werden wir feststellen, dass es sich hauptsächlich um drei Arten von Problemen handelt, die auf Ungleichgewichte in den Kräften zurückzuführen sind, die in Körper und Geist vorherrschen. Wenn die Kapha-Kraft (Elemente Erde und Wasser) ein Ungleichgewicht aufweist, kommen diese Menschen morgens kaum aus dem Bett. Selbst wenn sie tief und lange geschlafen haben, wachen sie oft müde und mit einer gewissen Schwere in Körper und Geist auf. Menschen, bei denen Pitta (Elemente Feuer und Wasser) vorherrscht, leiden, wenn sich diese Kraft im Ungleichgewicht befindet, oft unter leichtem, häufig unterbrochenem Schlaf. Und diejenigen, bei denen Vata (Elemente Luft und Äther) vorherrscht, haben bei Unausgeglichenheit dieser Kraft oft Einschlafprobleme.

Der Ayurveda bietet Lösungen bei *allen* auf Kraftungleichgewichte zurückzuführenden Schlafproblemen; und zwar unabhängig vom Alter und vom Gesundheitszustand der jeweiligen Person.

4. Übermäßiger Einsatz von Medikamenten

Weil guter Schlaf der natürliche Erneuerer unseres Körper-Geist-Systems und eines der wichtigsten Mittel zur Aufrechterhaltung von Immunkraft und Ojas ist, wird im Ayurveda alles, was die Qualität unseres Schlafes beeinträchtigt, als Zerstörer unserer Immunkraft und unseres Wohlbefindens bezeichnet.

Bei solchen Angriffen auf die Vitalität unseres Körpers spielt auch der übermäßige Einsatz von Medikamenten eine große Rolle.

Wir wissen, dass Millionen von Menschen auf der Welt nur mit Medikamenten über die Runden kommen. Zum Beispiel, weil bei ihnen der Blutdruck, der Cholesterinspiegel oder andere wesentliche Faktoren im Körpersystem nicht normal sind. An diesem Punkt möchte ich erwähnen, dass der Ayurveda nichts gegen die lebensrettenden Medikamente der Allopathie hat. Viele von uns führen nun mal ein Leben nach Mottos wie »schnell essen, schnell leben« und sogar »schnell sterben«. Man sollte allerdings bedenken, dass manche Medikamente, die beispielsweise zur Behandlung von Herzkrankheiten und Blutdruckschwankungen eingesetzt werden, Schlafprobleme verursachen können. Selbst eine Überdosierung von Ayurveda-Kräutern wie Ashwagandha kann zu Schlafstörungen führen, weil solche Kräuter eine stimulierende Wirkung haben, die sich manchmal störend auf Körper und Geist auswirkt und es schwierig macht, in Tiefschlaf zu fallen.

Weltweit konsumieren jedes Jahr mehr Menschen Medikamente wie Antibiotika. Das Wort Antibiotikum bedeutet »gegen das Leben«. Was bereits zeigt, dass ein unnötiger Einsatz dieser Notfallmedikamente auch die *nützlichen* Mikroorganismen in unserem Verdauungssystem schädigen und über kurz oder lang schwerwiegende Gesundheitsprobleme verursachen kann. Außerdem müssen wir berücksichtigen, dass derzeit weniger als zwanzig Prozent der weltweit produzierten Antibiotika zur direkten Behandlung beim Menschen verwendet werden. Der Rest gelangt *indirekt* in unseren Körper, beispielsweise über tierische Produkte und entsprechende Nebenprodukte, weil den Tieren in den Mastbetrieben vorbeugend, zur Behandlung von Krankheiten oder zur Wachstumsbeschleunigung, Antibiotika verabreicht werden. Diese Medikamente gelangen in unseren Körper, wenn wir das Fleisch dieser Tiere essen oder Nebenprodukte wie Milch oder Eier konsumieren. Die schädlichen Substanzen lagern sich dann in unserem Stoffwechselsystem als Toxine ab und schwächen nach und nach die natürliche Widerstandskraft unseres Körpers.

Wenn wir uns weiterhin so ernähren wie bisher, müssen wir uns zudem jedes Mal, wenn ein neues Bakterium in unser System eindringt, auf eine höhere Antibiotika-Dosis einstellen, denn während die Widerstandskraft unseres Körpers durch die übermäßige Zufuhr von Antibiotika aus tierischer Nahrung immer mehr nachlässt, werden die Bakterien immer stärker, weil sie zunehmend resistent gegen Antibiotika werden. Dies könnte in Zukunft noch zu einer großen Bedrohung für die Menschheit werden.

Denken Sie bitte auch daran, dass die nützlichen Mikroorganismen, die guten Bakterien, welche die Darmflora in unserem Verdauungstrakt bilden, unsere Hauptverteidigungslinie gegen das Eindringen von Krankheitserregern in das System sind. Diese guten Bakterien produzieren »natürliche Antibiotika«, um schädliche Mikroorganismen zu bekämpfen. Aber auch sie können, wie das gesamte Abwehrsystem in unserem Verdauungstrakt, durch übermäßige Zufuhr von Medikamenten, insbesondere der Antibiotika, empfindlich gestört werden.

5. Alkoholkonsum

Den meisten von uns ist bekannt, dass sich gesellschaftlich akzeptierte Drogen wie alkoholhaltige Getränke mit ihrer langsamen Vergiftungswirkung mindernd auf unsere natürliche Gesundheit und die Vitalität unseres Körper-Geist-Systems auswirken. Alkoholkonsum führt zu einem Ungleichgewicht der Elemente Erde und Wasser im Körper und beeinträchtigt die Schleimhautschichten in den Atemwegen sowie im Verdauungs- und Urogenitaltrakt.

Erde und Wasser sind in einem gesunden Körper dafür verantwortlich, dass die Schleimhaut mit ihren Feuchtigkeit spendenden Eigenschaften die erste Ebene von Immunzellen bilden kann. Wie eine Wachmannschaft legen sich diese Immunzellen als feuchte Oberfläche über das Epithelgewebe der inneren Kanäle, und zwar dort, wo Luft, Wasser oder Nahrungspartikel ein- oder austreten. Dies sind die wichtigsten Tore, über die schädliche Mikroorganismen von außen in den Körper gelangen können; beispielsweise die Augen, die Nasenlöcher, der Mund, die Luftröhre und die Lunge sowie die Innenwände des Magens und des Darms sowie die Harnröhre und die Vagina. Alkohol schädigt die entsprechenden Schutzschichten entweder dadurch, dass er den Immunzellen Feuchtigkeit entzieht und sie dadurch schwächt, oder indem er in diesen Kanälen einen Überschuss an Schleim erzeugt, wodurch Blockaden und Entzündungen auftreten, die Krankheitserreger anziehen. Beispielsweise kann Alkohol die Schleimhaut in den Atemwegen zerstören, was Infektionen in der Lunge begünstigt und überhaupt das Risiko von Entzündungen in den Atemwegen erhöht, die wiederum zu Krankheiten wie Lungenentzündung und Tuberkulose führen können.

Alkohol führt auch zu Ungleichgewichten in den Elementen Feuer und Wasser und beeinträchtigt die Funktion des Verdauungssystems, in welchem Agni das zentrale Heizungssystem des Körpers steuert. Wie wir schon gehört haben, sorgt dieses Verdauungsfeuer für die natürliche Aufrechterhaltung der Immunkraft. Die sauren Eigenschaften des Alkohols töten aber gerade jene nützlichen Mikroben im Darm, die sonst bei der Bekämpfung von Krankheitserregern eine wichtige Rolle spielen würden. Regelmäßiger Alkoholkonsum schädigt das Epithelgewebe im Darm, wodurch die Nährstoffe aus dem Essen weniger gut vom Blut aufgenommen werden können. Ein entsprechend geschwächter Körper kann kein gesundes Immunsystem aufrechterhalten. Durch die Schädigung der Darmwand gelangen Darmbakterien ins Blut und führen zu Entzündungen in der Leber.

Indem sie Ungleichgewichte im Verdauungsfeuer hervorrufen, senken Drogen wie Alkohol auch den Anteil an weißen Blutkörperchen (Leukozyten) im Körper (diese bilden das Abwehrsystem, das gegen die Krankheitserreger kämpft und den Körper vor Infektionen schützt) und verzögern deren Einsatz in entzündeten Körperzellen.

Ganz allgemein kann man sagen, dass der intensive Konsum von Alkohol oder anderen Drogen das Gleichgewicht von Agni als Hüter des natürlichen Körperheizsystems beeinträchtigt und die Zellen kalt und anfällig für von außen eindringende Bakterien, Viren, Pilze und Parasiten macht. Ein Ungleichgewicht der Elemente Feuer und Wasser führt hauptsächlich zur Zerstörung von drei Arten von Blutzellen: Makrophagen, T-Zellen und B-Zellen. Makrophagen fressen schädliche Zellen, die im Körper gebildet werden, etwa Krebszellen. T-Zellen wirken als Antikörper gegen bestimmte Krankheitserreger und B-Zellen sondern Proteine (sogenannte Zytokine) ab, die von schädlichen Mikroorganismen betroffene Zellen eliminieren. Wenn die natürliche Widerstandskraft dieser Zellen abnimmt, wird damit auch ein Großteil unserer Immunkraft an sich zerstört, wodurch eindringende Krankheitserreger auf die Mikroebene unseres Körpers gelangen.

Übermäßiger Alkoholgenuss kann aber auch durch ein Ungleichgewicht der Elemente Luft und Äther zu einem schwächeren Immunsystem führen. Er kann beispielsweise das Risiko für sexuell übertragbare Krankheiten erhöhen, weil die Widerstandskraft im Fortpflanzungssystem bei einem Ungleichgewicht von Luft und Äther deutlich schwächer ist. Auf geistiger Ebene wirkt sich dieses Ungleichgewicht auf das Zentralnervensystem und damit auf das Gedächtnis aus und verursacht Probleme wie Konzentrationsschwäche, schlechte Koordination der über die Sinne aufgenommenen Informationen, eine Schwächung der motorischen Fähigkeiten und so weiter.

Alkohol ist zwar für alle Körpertypen schädlich, aber aus den Erfahrungen mit meinen Klienten würde ich sagen, dass die schlimmsten Schäden in einem Körper auftreten, in dem Pitta vorherrscht. Alkohol wirkt sich dort sofort aus, weil das Feuerelement bei Pitta so schnell darauf reagiert wie Feuer, in das man Benzin gießt. Ein Körper, in dem Vata vorherrscht, reagiert normalerweise ebenfalls schnell auf kleinste Mengen Alkohol, und zwar hauptsächlich aufgrund seines empfindlichen Zentralnervensystems. Ein Körper, in dem Kapha vorherrscht, reagiert eher langsam auf Alkohol und kann große Mengen davon aufnehmen. Leider neigen Menschen, bei denen dies der Fall ist, oft dazu, auch tatsächlich größere Mengen davon zu trinken und werden schließlich aufgrund der starken Bindungstendenzen in ihrer Persönlichkeit alkoholabhängig.

6. Destruktive Lebensweise

Unsere Lebensweise spielt eine wichtige Rolle für die Erhaltung unserer Gesundheit und einer guten Widerstandskraft. Die Lebensweise eines Menschen wird von seinen Lebensbedingungen geprägt – von gesunden oder ungesunden Angewohnheiten, guten oder schlechten Beziehungen im Privatleben, Zufriedenheit oder Unzufriedenheit im Beruf, von der mehr oder weniger stark verschmutzten Atmosphäre, in der die Person lebt, von klimatischen Bedingungen und von ihrem Verhältnis zur Natur. Alle diese Faktoren können sich verändern, wenn eine Person beschließt, Anpassungen in ihrer Lebensweise vorzunehmen, die ihrem Körper-Geist-Typ entsprechen. (Laut Ayurveda bestimmen die zum Zeitpunkt der Geburt vorherrschenden Elemente den Körper-Geist-Typ eines Menschen. Dieser bleibt ihm, wie wir später noch erfahren werden, ein Leben lang erhalten, auch wenn die vorherrschenden Elemente durch Alter, Jahres- und sogar Tageszeit beeinflusst werden können.)

Wenn Sie über menschliche Gesundheit nachdenken, ist es wichtig, sich daran zu erinnern, dass die Immunkraft bei uns allen unterschiedlich ist. Der Ayurveda erklärt das mit der Widerstandskraft verschiedener Körpertypen. Beispielsweise hat ein Körper, in dem die Elemente Erde und Wasser vorherrschen, in der Regel eine hohe Widerstandskraft, wenn diese Elemente im Gleichgewicht sind. Er ist aber auch empfindlich gegen Feuchtigkeit und neigt dazu, Symptome oder Krankheiten in den Systemen des Oberkörpers zu entwickeln, etwa im Herz-Kreislauf- oder im Atmungssystem. Ein Körper, in dem die Elemente Feuer und Wasser vorherrschen, reagiert empfindlich auf übermäßige Hitze und bekommt oft Probleme mit den Verdauungsorganen Leber, Milz, Bauchspeicheldrüse, Magen und Dünndarm. Ein von Luft und Äther dominierter Körper reagiert empfindlich auf Kälte und neigt zu Erkrankungen im Unterkörper, etwa der Fortpflanzungsorgane, des Dickdarms und des Enddarms.

Wenn eine Person optimale Gesundheit und optimale Widerstandsfähigkeit gegen Krankheiten erreichen will, muss sie also so leben, wie es ihrer Konstitution und ihrem gegenwärtigen Gesundheitszustand entspricht. Wenn sie einen Lebensstil pflegt, der ihren natürlichen Eigenschaften widerspricht, wirkt sich dies mindernd auf ihre Lebensenergie, auf Ojas, Tejas und Prana aus. Beispielsweise kann es bei einer Person, bei der die Elemente Erde und Wasser vorherrschen, durch das Ungleichgewicht dieser Elemente zu gesundheitlichen Problemen kommen, wenn sie einen Lebensstil pflegt, bei dem sie morgens und tagsüber zu lange schläft, stärke- und fetthaltiges Essen zu sich nimmt, in einer vergifteten Beziehung lebt, sich aber aufgrund von Anhaftung oder Depressionen einfach nicht daraus lösen kann, eine Arbeit macht, die nicht ihren Interessen entspricht, nur um ihre Rechnungen bezahlen zu können oder an einem feuchten Ort lebt.

Ähnliches gilt auch für die beiden anderen Körpertypen. Wenn sich Menschen, bei denen die Elemente Feuer und Wasser oder Luft und Äther vorherrschen, für eine unangemessene Lebensweise entscheiden, ohne ihre naturgegebenen Eigenschaften und Einschränkungen zu berücksichtigen, führt dies letztlich zu einem schlechten Gesundheitszustand und verursacht Krankheiten aufgrund eines geschwächten Immunsystems. (Im Kapitel »Wie Sie Ihre Immunkraft stärken und gesund bleiben« finden Sie weitere Informationen zur empfohlenen Lebensweise für die einzelnen Körpertypen.)

7. Bewegungsmangel

Unser Körper bekommt seine Nahrung durch die Aufnahme von Essen und die Ruhe im Schlafzustand. Aber ohne ausreichende Bewegung funktioniert das Herz-Kreislauf-System selbst dann nicht richtig, denn die Immunzellen des Körpers können so nicht optimal im ganzen Körper verteilt werden. Bewegungsmangel führt auch oft dazu, dass sich Toxine in den Kanälen ansammeln und dort Blockaden bilden, was wiederum Entzündungen verursacht und somit Krankheitserreger einlädt, in die Körperzellen einzudringen.

In unserer modernen Welt schränken wir die natürlichen Bewegungen unseres Körpers häufig durch Hilfsmittel ein, die wir aus Bequemlichkeit nutzen. Etwa wenn wir sitzen, stehen oder liegen. Wenn wir uns die entsprechenden Körperhaltungen aber genau anschauen, sehen wir, dass sie alles andere als natürlich sind. Beispielsweise zeigt uns ein Blick auf unsere Schuhe, dass sie oft weit davon entfernt sind, zur Form unserer Füße zu passen. Stattdessen passen sich unsere Füße den Sohlen und der Form der Schuhe an. Das gleiche Problem gibt es mit den Stühlen, auf denen wir sitzen, und den Matratzen, auf denen wir schlafen. Aus diesem Grund ist es besonders wichtig, dass wir unsere Haltung korrigieren und natürliche Bewegungen möglich machen, indem wir geeignete Yogaübungen praktizieren, um maximale Flexibilität, Balance und Kraft zu erreichen.

Indem Sie Ihre täglichen Übungen diszipliniert machen, verbessern Sie außerdem die Nährstoffaufnahmekapazität Ihres Körpers, weil Sie so Ihrem Herz-Kreislauf-System die Möglichkeit geben, mit der Essenz Ihres Blutes neue Zellen zu erzeugen und alte zu ersetzen. Und nicht zuletzt ist eine Unterstützung Ihres Herz-Kreislauf-Systems mit für Ihren Körpertyp angemessenen Übungen deshalb wichtig, weil das Blut der Fluss Ihres Körpers ist, durch den Nährstoffe befördert und Toxine ausschwemmt werden. Funktioniert dies nicht richtig, riskieren Sie eine schlechte Durchblutung und damit eine schwächere Immunkraft in den Zellen.

Wenn Sie sich noch intensiver mit Ayurveda beschäftigen, werden Sie feststellen, dass verschiedene Körpertypen verschiedene Arten von Übungen in unterschiedlicher Dosierung brauchen, um bei optimaler Gesundheit zu bleiben. Während die von Erde und Wasser dominierten Körpertypen beispielsweise eher viele Übungen benötigen, um ein besseres

Herz-Kreislauf-System aufrechtzuerhalten, brauchen die, bei denen Luft und Äther vorherrschen, eher wenige Übungen. Typen, bei denen Feuer und Wasser vorherrschen, brauchen Übungen, die eine beruhigende Wirkung auf den Körper haben. Andernfalls können die Elemente gestört werden, mit der Folge eines Ungleichgewichts im System.

Das bedeutet, dass nicht nur *irgendwelche* Übungen gemacht werden müssen. Vielmehr müssen solche Übungen ausgewählt werden, die geeignet sind, den jeweiligen Körpertyp bei guter Gesundheit zu halten und seine Immunkraft zu stärken.

Auch wenn Sie in Ihrem Alltag sehr beschäftigt sind, sollten Sie jeden Tag mindestens fünfzehn Minuten Sport treiben, um die natürlichen Regenerationskräfte Ihres Körpers zu stärken. Wenn Sie mehr Zeit haben, beispielsweise an den Wochenenden, versuchen Sie, Ihr Trainingsprogramm für ein oder zwei Stunden zu absolvieren. Sie bauen dadurch Kraft auf; während Sie sie an anderen Tagen mit Kurzzeitprogrammen aufrechterhalten. (Weitere Ratschläge zu förderlichen Übungen für Ihre derzeit vorherrschenden Elemente finden Sie weiter hinten in diesem Buch.)

Drei Kräfte, die Ihre Gesundheit beeinflussen

In diesem und im nächsten Kapitel gebe ich Ihnen eine Einführung in die gebräuchlichsten Begriffe und analysiere die einzelnen Faktoren, die Ihren Gesundheitszustand beeinflussen. Sie erfahren etwas über die vorherrschenden Elemente bei der Geburt, in einem bestimmten Alter, zu einer Jahres- oder Tageszeit sowie über Prakriti und Vikriti; das sind Bezeichnungen für die zum Zeitpunkt der Geburt und derzeit vorherrschenden Elemente, die für Ayurveda-Erfahrene oft ebenso verwirrend sind wie für Anfänger. Die Begriffe Kapha, Pitta und Vata wurden bereits genannt. Jetzt lernen Sie die Natur dieser drei Kräfte noch besser verstehen und erfahren, wie Menschen, bei denen die jeweilige Kraft vorherrscht, in verschiedenen Lebenssituationen agieren und reagieren.

Von der Geburt bis zum Tod durchläuft ein Mensch sehr verschiedene Altersstufen und Lebensabschnitte. Während diese Veränderungen in der äußeren Natur als Jahreszeiten auftreten, verändert sich unsere innere Natur – die Organe und Systeme in unserem Körper – unter dem Einfluss der natürlichen Kräfte durch den Alterungsprozess.

Obwohl Sie unter dem Einfluss von fünf Elementen geboren wurden und einige dieser Elemente seit Ihrer Geburt (beziehungsweise Empfängnis) in Ihrem Körper-Geist-System vorherrschen, werden Ihr Körper und Ihr Geist in späteren Jahren auch von äußeren Kräften beeinflusst. Wenn Ihnen das nicht klar ist und Sie die notwendigen Änderungen in Ihrer Lebensweise nicht vornehmen, können Ihre Elemente aus dem Gleichgewicht geraten und Symptome in Körper und Geist hervorrufen. Und wenn ein solches Ungleichgewicht nicht rechtzeitig korrigiert wird, kann dies die natürliche Widerstandskraft Ihres Körpers schwächen und ihn für Krankheiten anfällig machen.

Der allererste Schritt zur Erhaltung Ihrer natürlichen Gesundheit und Immunkraft besteht darin, mit den Mitteln des Ayurveda alles über Ihren derzeitigen Gesundheitszustand herauszufinden. Sollte irgendeines der fünf Elemente ein Ungleichgewicht aufweisen, versuchen Sie es auszugleichen. (Im Kapitel »Ihre AVE ...« finden Sie einen Selbsttest, der Ihnen hilft, Ihre derzeit vorherrschenden Elemente zu bestimmen, damit Sie die Empfehlungen zur Ernährung und Lebensweise entsprechend umsetzen können.)

Die Wirkung der drei Kräfte in verschiedenen Altersgruppen und Jahreszeiten

Bevor Sie den Test machen, möchte ich Ihnen eine Vorstellung von den Faktoren geben, die von Anfang an und in den verschiedenen Phasen Ihres Lebens Einfluss auf Ihre aktuell vorherrschenden Elemente nehmen. Es gibt vier entscheidende Faktoren, die unseren Körper und unsere Gesundheit automatisch beeinflussen. Beim ersten handelt es sich um die Elemente oder Kräfte, die zum Zeitpunkt der Empfängnis vorherrschen und die Grundeigenschaften eines Menschen (körperliche und geistige Qualitäten) bestimmen. Abgesehen davon gibt es drei weitere Faktoren, die von Zeit zu Zeit die Immunkraft und den Gesundheitszustand einer Person beeinflussen; nämlich die in einem bestimmten Alter, zu einer bestimmten Jahreszeit und zu einer bestimmten Tageszeit vorherrschenden Elemente.

Die körperlichen und geistigen Funktionen eines Menschen werden beeinflusst von

1. ... der zum Zeitpunkt der Geburt vorherrschenden Kraft, die das ganze Leben unverändert bleibt.

2. ... der im jeweiligen Alter vorherrschenden Kraft, deren Einfluss sich im Laufe des Alterungsprozesses verändert.

3. ... der in einer bestimmten Jahreszeit vorherrschenden Kraft, die sich mit den Jahreszeiten der Natur verändert.

4. ... der zu einer bestimmten Tageszeit vorherrschenden Kraft, die täglich vom frühen Morgen bis spät in die Nacht auf uns einwirkt (etwa: in den Morgenstunden Kapha, in den Mittagsstunden Pitta und von Sonnenuntergang bis in die Morgenstunden Vata).

Wir können auf die Geburts-, Alters-, Jahreszeiten- und Tageszeitenuhr schauen, um den Einfluss dieser Kräfte auf ein Leben besser zu verstehen.

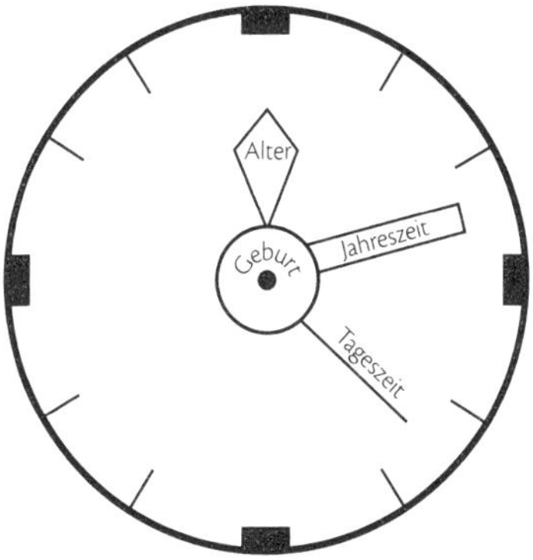

	Vorherrschende Elemente	Position/ Zeigerbewegung	Grundlegende Eigenschaften	Bewegung im Uhrzeigersinn (Kapha, Pitta, Pitta-Vata und Vata)
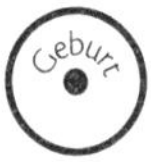	Geburt	steht still	bleibt ein Leben lang konstant	konstant von der Geburt bis zum Tod
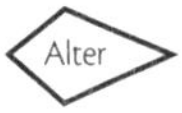	Alter	bewegt sich im Uhrzeigersinn	verändert sich mit dem Alter	Kindheit, Jugend, mittleres Alter, Alter
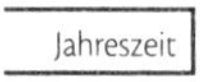	Jahreszeit	bewegt sich im Uhrzeigersinn	verändert sich mit der Jahreszeit	Frühling, Sommer, Herbst, Winter
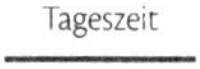	Tageszeit	bewegt sich im Uhrzeigersinn	verändert sich im Lauf des Tages	Morgen, Mittag, Abend, Nacht

Unsere Haut ist der Mittler zwischen unserer inneren und äußeren Natur. Es ist also unbestreitbar, dass Mutter Natur Einfluss auf unsere Gesundheit hat. Diesen Einfluss können wir nachvollziehen, wenn wir die Veränderungen beobachten, die unser Körper in verschiedenen Altersstufen und Lebensphasen durchmacht. Während unsere innere Natur, unsere Physis, sich in den vier Phasen unseres Lebenszyklus (Kindheit, Jugend, mittleres Alter und Alter) wandelt, durchläuft unsere äußere Natur jedes Jahr die vier Jahreszeiten (Frühling, Sommer, Herbst und Winter) und beeinflusst so die Gesundheit unserer inneren Systeme. Darüber hinaus haben auch die verschiedenen Tageszeiten Einfluss auf unsere inneren Systeme, je nachdem, welche Kräfte morgens, mittags, abends oder nachts vorherrschen.

In der Tabelle können wir sehen, dass die Elemente, die von Geburt an und in einem bestimmten Alter bei uns vorherrschen, unsere Eigenschaften von innen heraus prägen, während die zu bestimmten Jahres- und Tageszeiten vorherrschenden Elemente unsere Gesundheit von außen beeinflussen, und zwar entsprechend den Veränderungen in der Natur. Dies gibt uns ein Verständnis dafür, warum im Ayurveda der Zusammenhang zwischen unserer Gesundheit und der Natur, in der wir leben, so betont wird.

Von diesen vier Faktoren können Sie die Elemente, die bei der Geburt vorherrschen, am wenigsten verändern. Sie bleiben ein Leben lang konstant. Gleichzeitig sind dies die Elemente, die sich am sichtbarsten auf Ihre grundlegenden Eigenschaften auswirken. (Denken Sie daran, dass keine Elementkombination besser ist als die andere. Das bedeutet: Unabhängig davon, ob bei Ihrer Geburt nun die Elemente Erde–Wasser oder Feuer–Wasser oder Luft–Äther vorherrschend waren, können Sie diese vorherrschenden Elemente zu Ihrem Vorteil nutzen und mit ihren spezifischen Eigenschaften arbeiten.)

Zwar haben alle Elementkombinationen im ausgeglichenen Zustand besondere Eigenschaften, aber wenn Sie es versäumen, sich in verschiedenen Lebensphasen mit der rechten Lebensweise, der angemessenen Nahrung für Ihren physischen Körper sowie entsprechender geistiger Nahrung und Übungen für Ihren mentalen Körper um Ihre von Geburt an vorherrschenden Elemente zu kümmern, können diese aus dem Gleichgewicht geraten und Primärsymptome wie eine schwache Immunabwehr und auf lange Sicht Krankheiten im Körper-Geist-System verursachen.

Während ein ausgeglichener Zustand der Elemente, die bei Ihnen von Geburt an vorherrschen, für die Erhaltung von Gesundheit und Erfolg in Ihrem Leben sorgt, verursacht ein Ungleichgewicht physische und psychische Probleme, die rechtzeitig erkannt und korrigiert werden müssen, um sich nicht zu verschlechtern. Ein Ungleichgewicht der von Geburt an vorherrschenden Elemente ist das größte Risiko. Doch manchmal können auch andere Elemente in Schieflage geraten. Welches Ungleichgewicht der Elemente sie aber auch immer feststellen: Die Empfehlung des Ayurveda lautet stets, das Ungleichgewicht zu korrigieren, bevor Sie mit der Arbeit an Ihrem Wesenskern beginnen, der von den bei Ihrer Geburt vorherrschenden Elementen geprägt ist.

Ihr Wesenskern – die konstitutionellen Elemente Ihres Körper-Geist-Systems

In der Terminologie des Ayurveda heißt der Wesenskern Prakriti. Dieses Sanskrit-Wort aus *pra* (ursprünglich) und *Krti* (Schöpfung) bezieht sich auf die Natur oder den ursprünglichen Zustand der Schöpfung.

Unser Körper-Geist-System wird zum Zeitpunkt der Empfängnis von den fünf Elementen (Erde, Wasser, Feuer, Luft und Äther) geschaffen und arbeitet mit den drei Kräften (Kapha, Pitta und Vata), die von diesen Grundelementen gebildet werden. Wenn Sie sich eingehender damit beschäftigen, werden Sie feststellen, dass manche dieser Elemente Ihr Leben lang einen stärkeren Einfluss auf Sie haben als andere. Genau das ist Ihr Wesenskern, der Ihre körperliche und geistige Verfassung und damit Ihre grundlegenden Eigenschaften von den ersten Anfängen bis zum Ende Ihres Lebens bestimmt.

Bereits ab Entstehung der ersten Zelle im Mutterleib werden die konstitutionellen Merkmale Ihres Körpers und Geistes vom Anteil des jeweiligen Elements auf der Mikroebene Ihres Körpers bestimmt. Dieser Einfluss ist vergleichbar mit dem der DNA in Ihren Zellen. Im Laufe des Lebens werden Ihre grundlegenden Eigenschaften durch diese vorherrschenden Elemente beziehungsweise ihre entsprechenden Kräfte gesteuert. Wären beispielsweise zum Zeitpunkt Ihrer Empfängnis die Elemente Erde und Wasser vorherrschend gewesen, stünde Ihr Körper-Geist-System hauptsächlich unter dem Einfluss dieser Elemente, und im Laufe Ihres Lebens würden Ihre grundlegenden Eigenschaften von Kapha (der Kraft, die von den Elementen Erde und Wasser gebildet wird) gesteuert. Das Gleiche gilt, wenn Sie zum Zeitpunkt der Empfängnis stark von Elementen wie Feuer–Wasser (Pitta-Kraft) oder Luft–Äther (Vata-Kraft) beeinflusst wurden. Dies erklärt, warum Eltern oft Kinder mit sehr unterschiedlicher körperlicher Konstitution und geistigen Eigenschaften haben – und ist auch der Grund, warum laut Ayurveda jeder Mensch schon von Geburt an einzigartig ist.

Bei genauerer Untersuchung von Menschen mit derselben Elementkombination können Sie feststellen, dass der Anteil der einzelnen Elemente jeweils unterschiedlich ist. Wenn Sie beispielsweise zehn Personen mit dem Wesenskern Pitta (Elemente Feuer und Wasser) haben, merken Sie, dass sich alle zehn in ihrer physischen und mentalen Konstitution unterscheiden. Oder wenn Sie sich Menschen anschauen, die Kapha (Erde und Wasser) oder Vata (Luft und Äther) als Wesenskern haben, werden Sie sehen, dass sie alle unterschiedlich sind, obwohl sie einige Gemeinsamkeiten in ihrer physischen und mentalen Konstitution aufweisen.

Auf den Punkt gebracht können wir uns die Theorie so merken: Unsere grundlegenden Wesensmerkmale, sowohl physische als auch mentale Eigenschaften, werden von den Grundeigenschaften der Elemente beeinflusst, die in unserem Körper-Geist-System von Geburt an vorherrschen. Und unsere inneren und äußeren Aktionen werden von der Kraft (Kapha oder Pitta oder Vata) gesteuert, die von den Elementen gebildet wird, die uns seit Beginn unseres Lebens am meisten geprägt haben.

Im ausgeglichenen Gesundheitszustand können Sie die Elemente, die bei Ihrer Geburt vorherrschend waren, leicht ausfindig machen, indem Sie Ihre tief verwurzelten Eigenschaften beobachten. Das heißt, wenn Ihr Körper-Geist-System keine Signale aussendet, Sie also keine Symptome oder Krankheiten haben, können Sie die bei Ihrer Geburt vorherrschenden Elemente und ihr Wirken anhand der Kräfte identifizieren, die Ihren Wesenskern ausmachen. In diesem Zustand bilden die bei Ihrer Geburt vorherrschenden Elemente die Hauptkraft in Ihrem Leben und prägen Ihren Körper und Geist mit ihren spezifischen Eigenschaften.

Sie können den später folgenden Selbsttest machen, um Ihren Wesenskern (die bei Ihrer Geburt vorherrschenden Elemente) zu finden. Aus Gründen, über die Sie auf den folgenden Seiten mehr erfahren, empfehle ich Ihnen jedoch, zuvor den Test »Finden Sie Ihr Ungleichgewicht« zu machen. Er zeigt Ihnen, ob eines Ihrer Elemente derzeit nicht im Gleichgewicht ist.

Innere und äußere Natur – Kapha, Pitta und Vata verstehen

Wie wir bereits erfahren haben, können die fünf konstitutionellen Elemente in unserem Körper nur mit den drei Kräften arbeiten, die nach der ayurvedischen Terminologie Kapha (Erde–Wasser), Pitta (Feuer–Wasser) und Vata (Luft–Äther) heißen. Der Wesenskern eines Menschen wird betont von der Kraft, die in seinem Körper-Geist-System dominiert.

Schauen wir uns die drei Kräfte Kapha, Pitta und Vata, welche die besonderen Eigenschaften im menschlichen Körper und Geist fördern, etwas genauer an.

Das Wesen von Kapha verstehen

Ungefähr zwei Drittel des Planeten Erde sind von Wasser bedeckt, und zusammen bilden Erde und Wasser die Eigenschaften von Kapha. Wenn Sie sich ein klares Bild vom Wesen von Kapha machen möchten, können Sie an unseren Planeten denken, der sich stetig und langsam bewegt, mithilfe der Schwerkraft alles an sich zieht und seit Millionen von Jahren dem gleichen Muster folgt.

Mit diesen Merkmalen der Erde im Hinterkopf denken Sie bitte an eine Person aus Ihrer Familie oder Ihrem Freundeskreis, die ähnliche Eigenschaften hat: langsam und stetig in den Bewegungen, gemächlich bei allen Entscheidungen im Leben, empathisch, liebevoll bis anhaftend anderen Menschen und dem Umfeld gegenüber, schon lange im selben Beruf tätig und einem immer gleichen Lebensstil verhaftet. Wenn Ihnen jemand mit solchen oder ähnlichen Merkmalen in den Sinn kommt, ist derjenige ein typisches Beispiel für das Wesen von Kapha.

Schauen wir uns die Grundeigenschaften dieser Wesensart einmal genauer an. Eine Person mit Kapha-Natur hat eine breite Knochenstruktur, schwere Muskeln und neigt zu Übergewicht. Ihre Haut ist feucht mit gelblichem Teint und hat eine fettige Textur. Diese Menschen haben oft dickes, dichtes Haar von eher dunkler Farbe. Verglichen mit den Pitta- und Vata-Naturen ist ihr Kopf eher groß und sie haben eine runde Kopfform. Eine Person mit Kapha-Natur hat große Gesichtszüge, etwa eine breite Stirn, eine große Nase, volle Lippen und feste, große Zähne. Im ausgeglichenen Zustand sind die Augäpfel reinweiß. Die großen feuchten Augen mit den dichten Wimpern und Augenbrauen machen ihren Blick attraktiv und liebevoll.

Guter und regelmäßiger Appetit ist eine besondere Eigenschaft der Kapha-Naturen. Sie haben einen angenehmen Körpergeruch und verfügen in den meisten Jahreszeiten über eine starke Immunkraft. Normalerweise hat ihr Urin eine weißliche Farbe und der Kot ist schwer und fest.

In der Regel agieren diese Naturen eher langsam und brauchen eine Weile, bis sie Informationen begreifen, die von außen an sie herangetragen werden. Sie können sich an den größten Teil ihrer Vergangenheit erinnern, vergessen jedoch in der Gegenwart schnell mal etwas. Ihre Stimme ist tief und sonor. Meist sind sie schlechte Redner, aber wenn Sie jemanden brauchen, der Ihnen zuhört, sind sie die beste Wahl unter Ihren Freunden.

Außerdem scheinen sie ihr ganzes Leben lang einen konstanten und beständigen Sexualtrieb zu haben. In Bezug auf Finanzen sind sie sparsam und passen gut auf ihren ererbten Besitz auf. Sie können in sozialen Berufen erfolgreich sein, weil sie gern alles um sich herum schützen. Menschen mit Kapha-Natur kochen gern, arbeiten gern im Garten und verschönern gern Häuser und Menschen. Ein Platz in der Natur, besonders in der Nähe von Wasser, ist einer ihrer Sehnsuchtsorte. Sie sind gut darin, solide Beziehungen aufzubauen und zu pflegen und führen gern intensive Gespräche. Diese Eigenschaften ihrer Konstitution können sie übermäßig sentimental machen und bewirken, dass sie geradezu an Menschen und Orten kleben, wenn sie nicht im Gleichgewicht sind. (Weitere Informationen zum unausgewogenen Zustand der Kräfte finden Sie auf den folgenden Seiten.)

Normalerweise schlafen Menschen mit Kapha-Natur tief und fest. Es fällt ihnen schwer, morgens aus dem Bett zu kommen. Sie haben lange melancholische Träume – oft über die Liebe oder den Weggang nahestehender Menschen. Sie reagieren empfindlich auf feuchtes Klima und neigen unter solchen Bedingungen zu Atemproblemen. Im Vergleich zu den beiden anderen Naturen müssen Medikamente bei Kapha-Naturen viel höher dosiert sein, um eine Wirkung in ihrem System zu erzielen.

Den Schriften des Ayurveda zufolge haben Kapha-Naturen einen Puls, der Ähnlichkeit mit der stetigen und langsamen Bewegung von Schwänen hat.

Das Wesen von Pitta verstehen

Ein Leben ohne Sonne können wir uns nicht einmal vorstellen. Wenn es uns zu dunkel und kalt ist, schauen wir nach oben, um einen Blick auf unser Zentralgestirn zu erhaschen, und wenn wir sein Licht einfangen, gehen wir ganz in diesem Moment auf. Aber obwohl wir die Sonne lieben, meiden wir ihre Hitze, wenn sie uns zu nah kommt. Die Grundeigenschaften der Sonne sind intensiv, scharf und heiß. Sie beherrscht das ganze Leben auf diesem Planeten.

Wenn Sie an diese Merkmale der Sonne denken: Welche Person fällt Ihnen dazu als Erstes ein? Eine Person, die leidenschaftlich und intensiv in dem ist, was sie im Leben tut; intellektuell fast lichthaft strahlend; präzise, mutig und risikobereit; eher führend als folgend und mit einer gewissen gebieterischen Kraft in dem, was sie sagt und tut. Dies sind einige der wichtigsten Merkmale des Wesens von Pitta.

Menschen mit diesem Prakriti haben eine mittlere Knochenstruktur und feste Muskeln sowie ein moderates Gewicht, das selten großen Schwankungen unterworfen ist. Ihre Haut ist warm und feucht mit einem rosaroten Teint. Ihr Haar ist fein und weich in der Textur und sie können früh grau oder kahl werden. Ihr Kopf ist mittelgroß mit Falten auf der Stirn, durchdringenden Augen und feinen Wimpern, mittelgroßer Nase, weichen roten Lippen, rosarotem Zahnfleisch und gleichmäßigen Zähnen. Im Vergleich zu den anderen haben Menschen mit Pitta-Natur den größten Appetit. Ihr Urin hat eine gelbe Farbe und ihr Körpergeruch ist stark. Sie bekommen häufig Durchfall.

In ihrem Sexualleben sind Menschen mit Pitta-Natur leidenschaftlich und dominant. Ihr Tun ist in den meisten Situationen motiviert und zielgerichtet. Sie sind intellektuell fordernd und kritisch zugleich. Ihr Gedächtnis ist gut und präzise, was ihnen vor allem zu beruflichem Erfolg verhilft. Meist sind sie gute Redner mit einer selbstbewusst klingenden Stimme, die klare Ansagen machen. Sie können in den Naturwissenschaften und in der Wirtschaft erfolgreich sein und interessieren sich hauptsächlich für internationale Angelegenheiten, Nachrichten, Politik, Abenteuer und aktionsgeladene Sportarten, für Forschung, die Organisation und Leitung von Gruppen, langfristige Planung sowie den Beginn neuer Projekte und deren Entwicklung zu Größerem. Sie geben ihr Geld gezielt und mit Bedacht aus.

Menschen mit Pitta-Natur schlafen in der Regel recht gut. Sie schlafen sofort ein, wachen nachts ein paarmal auf, können aber leicht wieder einschlafen. Oft sind ihre Träume aggressiv und es geht darin um Kampf/Streit oder Eroberung.

Da Pitta wie gesagt heiße Eigenschaften hat, sind diese Menschen empfindlich gegenüber Sonne und Hitze. Sie sind auch anfällig für Infektionen und können im Zustand des Ungleichgewichts Hautkrankheiten wie Schuppenflechte, Ekzeme und Kopfschuppen sowie Migräne, hohes Fieber, prämenstruelles Syndrom und Magenprobleme bekommen. Wenn Pitta aus dem Gleichgewicht gerät, leiden sie auf geistiger Ebene unter extremem Stress und Ressentiments und geraten leicht in Streitigkeiten. Wenn sie einen Feind haben, pflegen sie ihre Hass- und Rachegefühle und handeln entsprechend – mit dem Ziel, den Gegner zu zerstören. Anders als bei den anderen Naturen reicht bei Pitta eine normale Medikamentendosis aus, um Symptome oder Krankheiten zu heilen.

Diese Naturen haben einen froschartig springenden Puls, der dem Vaidya hilft, Zustände von Gleichgewicht oder Ungleichgewicht im Körper-Geist-System zu finden.

Das Wesen von Vata verstehen

Wegen seiner mysteriösen Eigenschaften war der Mond zu allen Zeiten bei Künstlern sehr beliebt. Er beeinflusst Ebbe und Flut und hat Eigenschaften, die der Erde fast entgegengesetzt sind, beispielsweise eine geringe Schwerkraft sowie weniger Gewicht im Vergleich zu unserem Heimatplaneten.

Denken Sie nun bitte an jemanden aus Ihrem Freundeskreis oder Ihrer Familie, der ähnliche Merkmale hat wie der Mond; an eine Person mit geringem oder unterdurchschnittlichem Körpergewicht, mit einer künstlerischen Ader, die sich nicht gern nach

Regeln richtet, sondern nur ihren eigenen Gefühlen folgt, die viel reisen möchte, die ständig in Bewegung ist und Dinge verändert, die nach Freiheit und Vielfalt in allen Lebensbereichen strebt. Dies sind die grundlegenden Merkmale der Vata-Natur.

Die Körperstruktur von solchen Naturen unterscheidet sich stark von den beiden anderen. Sie können groß oder klein sein, sind aber immer schlank mit einem schmalen Muskelaufbau und entsprechender Knochenstruktur, insbesondere dünnen Handgelenken und Knöcheln. Es fällt ihnen schwer, Körpergewicht zuzulegen, aber sie können schnell Gewicht verlieren.

Die Haut von Vata-Naturen ist vergleichsweise am kältesten, besonders an Händen und Füßen. Oft hat sie einen bläulich-braunen Teint und kann in kalten Klimazonen trocken und rau werden. Die blauen Venen können an einigen Stellen unter der Haut sichtbar sein, hauptsächlich an den Händen und Beinen. In der Regel haben Vata-Naturen dünnes, seidiges Haar und empfindliche, brüchige Nägel. Ihr Kopf ist vergleichsweise klein. Nase, Lippen und Kinn sind schmal, die Zähne charmant unregelmäßig und die Wimpern fest. Ihre Stirn ist von feinen Linien durchzogen und ihre Augäpfel wirken oft unstet, als falle es ihnen schwer, sich auf ein bestimmtes Objekt zu konzentrieren. Ihr Appetit kann je nach Jahreszeit und Lebensalter variieren. Normalerweise schwitzen sie nicht so viel und haben kaum Körpergeruch. Ihr Urin ist klar wie Wasser und sie sondern wenig Kot ab, der tendenziell trocken und hart ist und Verstopfung verursacht.

Menschen mit Vata-Natur haben die Angewohnheit, Geld auszugeben, ohne viel darüber nachzudenken, und haben auch meist keinen Überblick über ihre finanzielle Situation. Die meisten Künstler und Kreativen werden mit Qualitäten dieser Art geboren und können in jedem Bereich der Kunst erfolgreich sein. Sie lieben geselliges Beisammensein und Partys, reisen gern, lernen gern neue Menschen kennen, mögen Spiel und Spaß, Musik und Tanz und alles Schnelle und Flüchtige.

Weil Luft das Hauptelement von Vata ist, bewegen sie sich oft rasch und unregelmäßig. Meist sind sie große Träumer. Ihr Sexualverhalten zeichnet sich dadurch aus, dass sie ein starkes sexuelles Verlangen spüren, aber wenig Energie haben, wenn es konkret wird. Auf der oberen, tagtäglichen Geistesebene bewegen sie sich schnell, was sich in sehr unmittelbarem Denken und Fühlen zeigt. Sie haben ein gutes Kurzzeitgedächtnis, vergessen aber leicht, was früher war. Da ihre Gedanken und Gefühle schnellen Schwankungen unterworfen sind, fällt es ihnen schwer, sich auf eine Sache zu konzentrieren. Sie sprechen oft gleichzeitig über viele verschiedene Dinge und haben manchmal Schwierigkeiten, auf den Punkt zu kommen und zu sagen, was sie tatsächlich sagen wollen.

Der Schlaf dieser Menschen ist leicht und wird oft unterbrochen. Weil sie stark von der Anwesenheit des Mondes beeinflusst werden, haben sie in Vollmondphasen Schlafprobleme. Sie wachen oft mitten in der Nacht auf und haben Albträume, in denen sie aus höchster Höhe fallen oder hoch im Himmel fliegen.

Vata-Naturen reagieren sehr empfindlich auf Kälte und Wind und haben eine geringe Immunabwehr. Im Zustand des Ungleichgewichts haben sie oft Gelenkschmerzen und psychische Störungen wie Panikattacken, Hysterie, Angst und Zitteranfälle. Sie leiden häufig an Erkrankungen des Fortpflanzungs- und des Nervensystems. Der Ayurveda schlägt für sie eine minimale Medikamentendosis vor, weil Medikamente tendenziell eine schnelle Wirkung auf sie haben.

Die Vata-Naturen haben einen Puls, der einer gleitenden Schlange ähnelt.

Anzeichen von Ausgewogenheit und Unausgewogenheit im Körper-Geist-System

Woher wissen Sie, dass Sie im Gleichgewicht sind? Einstige Symptome sind verschwunden, Ihr Immunsystem funktioniert einwandfrei und Sie fühlen sich auf allen Ebenen gesund. In einem solchen Zustand werden Sie auch feststellen, dass Ihre ganz persönliche Einzigartigkeit, Ihre Qualitäten und Stärken zum Vorschein kommen.

In diesem Kapitel bekommen Sie eine Vorstellung davon, welche Eigenschaften den verschiedenen Kräften entsprechen. Sie erfahren auch, was passiert, wenn die Kräfte aus dem Gleichgewicht geraten und lernen die Gründe dafür kennen.

Anzeichen von Ausgewogenheit

Wie wir gesehen haben, wird jeder Mensch unter dem höheren Einfluss von Elementen geboren, die zusammen die bei dieser Person vorherrschende Kraft bilden und damit die Anlage für deren grundlegende Eigenschaften. Im ausgewogenen Zustand bleiben die Eigenschaften der von Ihrer Geburt an vorherrschenden Elemente die Grundmerkmale Ihres Wesens, die Schlüssel für Ihr Wohlbefinden und Ihren Erfolg in allen Lebensbereichen. Mithilfe dieser Schlüsselmerkmale lernen Sie Ihre ganz persönlichen Eigenschaften besser kennen. Und wenn Sie wissen, wie Sie diese

Eigenschaften in Ihrem beruflichen und privaten Leben fördern können, können Sie in allen Bereichen Ihres Lebens stetig wachsende Erfolge erzielen.

Anhand der folgenden Tabelle wollen wir die grundlegenden Eigenschaften dieser Kräfte ebenso verstehen, wie die Auswirkungen, die sie auf Ihr Leben haben, wenn sie sich im ausgewogenen Zustand befinden.

Kraft im ausgewogenen Zustand	**Körper**	**Geist**
Kapha	starkes Gewebe, tiefe Atmung, gesunde, feuchte Haut, klare, weiße Augäpfel, gutes Durchhaltevermögen	tiefes spirituelles Interesse, ruhige und friedliche Haltung, geduldig, enge Verbindung zur Natur, liebevoll und fürsorglich, kann zuhören und vergeben, dynamisch, hilfsbereit, respektvoll, hohe moralische Werte
Pitta	gute Verdauung und viel Energie, klare Augen, gesunde und weiche Haut und entsprechende Nägel, hohe Vitalität, entspannte Muskeln	Begeisterungsfähig, intelligent, unabhängig, gute Führungsqualitäten, freundlich, mutig und angenehm
Vata	flexible schmerzfreie Gelenke, guter Stoffwechsel, glänzende Haut und Nägel, gutes Gleichgewicht zwischen linker und rechter Körperseite, vital, nicht unterbrochener Schlaf	kreativ künstlerisch begabt, wach, energiegeladen, flexibel, fröhlich, positiv, konzentriert, selbstmotivierend

Der unausgewogene Zustand der Elemente

Der unausgewogene Zustand eines Elements kann die normale Funktion unserer Organe unterbrechen und für ein Ungleichgewicht in unserem System sorgen, das in der Ayurveda-Terminologie als Vikriti bezeichnet wird. Der Zustand von Vikriti tritt im Körper auf, wenn Prakriti (Konstitution, Wesenskern) gestört ist. Während das Wort Prakriti »ursprünglicher Schöpfungszustand« bedeutet, steht Vikriti für »Abweichung von der Schöpfung«. Die Sanskrit-Silbe vi bedeutet »weg von, abgesondert« und Krti wie erwähnt »Schöpfung«.

Wie Sie bereits wissen, ähneln die Elemente, die von Geburt an bei Ihnen vorherrschen, Ihrer DNA und ändern sich Ihr ganzes Leben lang nicht. Aber unter dem Einfluss von Faktoren wie Alter, Jahreszeiten, Tageszeiten und anderen können sich die primären Eigenschaften Ihrer Körper-Geist-Funktionen geringfügig verändern, was ganz natürlich ist.* Wenn Ihre primäre Kraft jedoch um mehr als ein bestimmtes Maß aus dem Gleichgewicht gerät, kann dies die natürlichen Funktionen Ihres Körper-Geist-Systems

* Weitere Faktoren, die großen Einfluss auf die Natur Ihres Körpers und Geistes haben, sind Ernährung und Lebensweise. Stellen Sie sich vor, was passiert, wenn Sie versuchen, eine Kokospalme in ein arktisches Klima zu verpflanzen. Die Kokospalme wird irgendwann eingehen. Selbst wenn Sie versuchen, sie in ein Gewächshaus zu verpflanzen, wächst sie nicht so, wie sie im tropischen Klima auf natürliche Weise wächst. In einer ähnlichen Situation befinden Sie sich, wenn Sie so leben und sich ernähren, wie es für die Elemente, die bei Ihnen von Geburt an vorherrschen, nicht geeignet ist. In unvorteilhafter Umgebung haben Sie wahrscheinlich genau solche Schwierigkeiten, Ihr Leben zu erhalten, wie die Kokospalme. Durch falsche Lebensweise/Ernährung kann Ihre Primärkraft und können andere Elemente aus dem Gleichgewicht geraten oder Symptome und Krankheiten verursachen, welche die reibungslose Funktion Ihres Motors, Ihres Körper-Geist-Systems beeinträchtigen.

stören. Man kann Vikriti auch als das Gesamtergebnis dieses Ungleichgewichts bezeichnen.

Wenn Sie Symptome oder Krankheiten haben oder Ihr Körper-Geist-System Anzeichen einer Funktionsstörung aufweist, ist dies ein Hinweis darauf, dass sich entweder Ihre von Geburt an vorherrschenden oder andere Elemente im unausgewogenen Zustand befinden und die entsprechende Kraft eine unangenehme oder krankhafte Funktion eines Organs oder sogar eines ganzen Systems in Ihrem Körper oder Geist oder in beiden verursacht.

Anzeichen eines Ungleichgewichts

Prakriti versus Vikriti

Prakriti (Ihre Konstitution, Ihr Wesenskern) ist das Ergebnis der seit Ihrer Geburt beziehungsweise Empfängnis vorherrschenden Elemente. Diese Elemente steuern Ihre körperlichen und geistigen Funktionen über die jeweilige Kraft, die sie bilden (Kapha, Pitta oder Vata). Vikriti ist gegeben, wenn ein oder mehrere Elemente unausgewogen und damit die entsprechende Kraft aus dem Gleichgewicht geraten ist und wenn die Funktionen der Organe gestört sind, wodurch Krankheiten im Körper-Geist-System hervorgerufen werden.

Wenn Sie eine Unausgewogenheit in einem der fünf Elemente haben, wird dieses Ungleichgewicht die Kontrolle über Ihr Körper-Geist-System übernehmen und zu krankhaften Funktionen darin führen. Im Zustand der Unausgewogenheit können die Eigenschaften Ihres Wesenskerns nicht so zum Ausdruck kommen wie potenziell möglich, und Ihre natürlichen Fähigkeiten werden unterdrückt. Dabei spielt es keine Rolle, welchen Wesenskern Sie haben (welche Elemente bei Ihnen von Geburt an vorherrschen). Wenn Ihr Wesenskern eine Unausgewogenheit verursacht – was bedeutet, dass Ihre von Geburt an vorherrschenden Elemente nicht im Gleichgewicht sind –, verschlimmert sich auch die entsprechende Kraft und bringt dieses Ungleichgewicht wiederum in Ihrem Wesenskern zum Ausdruck.

Betrachten wir nun ein paar typische Anzeichen von Unausgewogenheit, die sich als Signale, Symptome und Krankheiten in unserem Körper-Geist-System zeigen, sowie deren Einfluss auf die verschiedenen Kräfte.

Anzeichen eines Kapha-Ungleichgewichts (Elemente Erde und Wasser)

Im frühen Stadium des Kapha-Ungleichgewichts schwitzt der Körper stärker. Sowohl Hautton als auch das Weiße in den Augen werden gelblich und stumpf. Das Ungleichgewicht kommt häufig durch Infektionen und Erkrankungen im oberen Teil des Körpers zum Ausdruck, etwa in Kongestionen der Nasennebenhöhlen und des Rachens, Atemproblemen und Fettleibigkeit.

Jemand mit Kapha-Ungleichgewicht kann besonders morgens große Müdigkeit verspüren. In diesem Zustand klingt die Stimme schwer, die Sprache ist schleppend und Handlungen sowie Reaktionen sind verzögert. Auch Anzeichen einer Mandelentzündung und ein Gefühl der Schwere in Körper und Geist können auf ein beginnendes Kapha-Ungleichgewicht hindeuten. In dieser Phase fühlt man sich vielleicht mies, melancholisch und sentimental oder depressiv oder hat den Wunsch, ein materialistisches Leben zu führen. Das Ungleichgewicht zeigt sich auch in Gier, dem Verlangen nach Süßigkeiten und in der übermäßigen Bindung an Menschen und Dinge.

Wenn ein Kapha-Ungleichgewicht nicht rechtzeitig entdeckt und ausgeglichen wird, kann es schwerwiegende Probleme auf geistiger und körperlicher Ebene verursachen. Die Kapha-Kraft gerät dann noch mehr aus dem Gleichgewicht und zehrt die Energie vollständig auf. Die Person ist auch nach einem langen Schlaf noch müde. Auf lange Sicht kann dies Herzkrankheiten, hohe Cholesterinwerte und hohen Blutdruck sowie Diabetes Typ 2 verursachen und für ein langsames Immunsystem sorgen, was wiederum zu Asthma, Allergien und anderen Infektionen und Erkrankungen der Atemwege führen kann.

Auf geistiger Ebene kann ein Kapha-Ungleichgewicht zu depressiven Gedanken und Selbsthass führen, zum völligen Kontrollverlust in Bezug auf Essen und Trinken sowie zu einer regelrechten Sucht nach ungesunden Gewohnheiten und unmoralischen Aktivitäten.

Anzeichen eines Pitta-Ungleichgewichts (Elemente Feuer und Wasser)

Das allererste Anzeichen eines Pitta-Ungleichgewichts ist ein schwaches Immunsystem, das Erkältungen und Infektionen in den Körper eindringen lässt. Entsprechende Symptome beginnen normalerweise in der Körpermitte, wo sich das Verdauungssystem mit Magen, Bauchspeicheldrüse, Leber, Milz und Dünndarm befindet. Ein übersäuerter Magen, Brennen in der Speiseröhre und in den Augen, Hautprobleme wie Kopfschuppen, Ekzeme oder Schuppenflechte sowie Kopfschmerzen sind weitere erste Anzeichen für ein Pitta-Ungleichgewicht.

Weil die Verdauungsorgane die Wiege von Pitta sind, führt jedes Ungleichgewicht dieser Kraft zu Störungen im Verdauungssystem. Auch eine flache Atmung (das Gefühl, die Lunge nicht mit genug Luft füllen zu können) oder Entzündungsschmerzen in der Lendenwirbelsäule können als Anfangsstadium eines solchen Ungleichgewichts betrachtet werden. Weitere Anzeichen sind niedriger Blutdruck, Verstopfung oder Durchfall, Reizung der Augen und Rötung der Augäpfel.

Ein Pitta-Ungleichgewicht kann die reibungslose Funktion des Geistes stören und zu übermäßigem Ehrgeiz, Gereiztheit, Unzufriedenheit, Wut und Stress führen. Betroffene Menschen zeigen oft Anzeichen von Unruhe und Ungeduld, sind unglücklich, fordernd, dominierend, manipulativ, egoistisch, kontrollierend, kritisch oder aggressiv. Sie arbeiten oft besonders hart, um alles perfekt zu machen, sind jedoch nie mit den Ergebnissen zufrieden.

Auf lange Sicht können diese unangenehmen Gefühle Eifersucht und Hass hervorrufen und zu einer destruktiven Einstellung führen. Wenn sie im Körper verbleiben, besteht ein Risiko für Geschwüre, Migräne, Tinnitus, Schwankungen der Sehkraft, Arthritis, Vergrößerung der Schilddrüse und Krebs des Magens, der Leber und der Bauchspeicheldrüse.

Anzeichen eines Vata-Ungleichgewichts (Elemente Luft und Äther)

Ein Vata-Ungleichgewicht betrifft häufig den Unterkörper, wo die Fortpflanzungsorgane und Ausscheidungskanäle liegen. Es kann anhand von Reaktionen des Körpers auf den unausgewogenen Zustand beobachtet werden; etwa in Form von kalten Hände und Füßen, besonderer Trockenheit der Augäpfel, der Nägel, der Haut und der Haare. Infektionen der Harnwege und Schmerzen im unteren Rücken gehören ebenfalls zu den ersten Anzeichen für ein Vata-Ungleichgewicht. Der Schlaf kann dann leicht oder unterbrochen sein und von Angstträumen beeinflusst werden. Betroffene Menschen können unter Konzentrationsstörungen, schlechtem Gedächtnis, mangelndem Selbstvertrauen und außergewöhnlicher Müdigkeit leiden. Sie können ängstlich, nervös, oberflächlich, unzuverlässig, verwirrt, voreingenommen, selbstkritisch oder aufgewühlt sein und beim Sprechen vollkommen die Kontrolle verlieren.

Wenn ein Vata-Ungleichgewicht lange Zeit nicht beachtet wird, kann es den Geist in einen Zustand tiefster Angst und Hoffnungslosigkeit versetzen oder das Gefühl hervorrufen, sich auf dem Lebensweg verirrt zu haben. In diesem Stadium kann die Person eine selbstmitleidige und selbstbestrafende Haltung einnehmen und es kann ihr an Vertrauen mangeln. Zudem kann ein solches Ungleichgewicht, wenn es länger nicht behandelt wird, Probleme mit den Fortpflanzungsorganen wie Eierstöcken und Prostata, Menstruationsstörungen, Fehlgeburten oder Nervenstörungen sowie starke Schmerzen in der Kreuzbeinregion verursachen.

Die wichtigsten Gründe für Unausgewogenheit

Wenn Sie eine Ayurveda-Beratung in Anspruch nehmen, stellt Ihnen der oder die Behandelnde normalerweise Fragen zu Ihren täglichen Routinen, einschließlich Ihrer Ernährungsgewohnheiten, um herauszufinden, wodurch das Ungleichgewicht in Ihrem System entstanden ist. Auf diese Weise kann er/sie Ihnen nicht nur helfen, Ihre gegenwärtigen Gesundheitsprobleme in den Griff zu bekommen, sondern auch die Wahrscheinlichkeit vermindern, dass die Probleme erneut auftreten. Abgesehen davon, dass Faktoren wie Alter, Jahres- oder sogar Tageszeit die natürlichen Kräfte in unserem Körper-Geist-System aus dem Gleichgewicht bringen können, gibt einige typische Ursachen, auf die ich hinweisen möchte.

Obwohl es wahrscheinlicher ist, dass Ihre von Geburt an vorherrschenden Elemente aus dem Gleichgewicht geraten, sollten wir bedenken, dass die anderen Kräfte aufgrund interner und externer Faktoren sowie unserer Vorlieben (beispielsweise in Bezug auf Ernährung und Lebensweise) aus dem Gleichgewicht geraten können.

Ursachen des Kapha-Ungleichgewichts

Wir wissen, dass die Kapha-Kraft langsam ist, positionsmäßig stabil und von den Bewegungen her eher eingeschränkt. Solange Menschen mit dieser Konstitution die Grundeigenschaften von Kapha nicht verstanden haben und ein Leben in Zeitlupe führen, so wie es dieser Kraft tendenziell entspricht, wird Kapha dadurch immer mehr zunehmen und sie werden im Laufe der Jahre immer langsamer werden.

Da der Einfluss von Kapha am Morgen am stärksten ist, kann die Angewohnheit, morgens lange zu schlafen, den Kapha-Einfluss zusätzlich steigern. Bei jemandem mit dieser Konstitution kann sogar ein Nickerchen am Tag Schwere und Mattheit in Körper und Geist hervorrufen. Und wenn diese Person tagsüber nicht genügend körperliche Bewegung bekommt und sie geistig nicht aktiv ist, können bei ihr die bereits angesprochenen Anzeichen eines Ungleichgewichts auftreten.

Menschen mit Kapha-Natur neigen in der Regel zum Klammern, und das Ansammeln von materiellen Dingen sowie das Pflegen ungesunder Gewohnheiten kann die Kapha-Kraft noch steigern und sie schließlich zu Sklaven ihrer Gewohnheiten machen.

Wie wir später noch erfahren werden, können sämtliche Lebensmittel, die in ihren Grundqualitäten süß, sauer oder salzig sind, die Kraft von Kapha stören. Die Angewohnheit, zu spät am Abend und zu früh am Morgen zu essen, überhaupt zu viel zu essen oder die Nahrung als Tröster zu betrachten, wenn der Geist von sentimentalen oder depressiven Gefühlen verwirrt ist, kann Kapha ebenfalls steigern. Auch schwere, kalte und fettige Lebensmittel sind insbesondere für Menschen mit dieser Konstitution nicht gut. Frittiertes wie Pommes Frites sowie alle Arten von eisgekühlten Getränken und Eiscreme bringen Kapha aus dem Gleichgewicht.

Ursachen des Pitta-Ungleichgewichts

Im Gegensatz zu Kapha ist Pitta schnell, von der Position her entschlossen und prompt in der Bewegung. Wenn Menschen mit Pitta-Konstitution versuchen, diese grundlegenden Eigenschaften zu nutzen, ohne die »Bremsen« oder »Grenzen« zu kennen, die diese Kraft ausgleichen, beschleunigen sie bis zum Äußersten und fahren schließlich gegen die Wand.

Weil sie hitzeempfindlich sind, kann zu starkes und direktes Sonnenlicht oder übermäßige Hitze bei ihnen zu gesundheitlichen Problemen führen. Tendenziell sind sie Workaholics und wenn sie mit etwas beschäftigt sind, vergessen sie, sich ausreichend auszuruhen und rechtzeitig zu essen, was wiederum Pitta aus dem Gleichgewicht bringt.

Weil Pitta heiße Eigenschaften hat, kann der Genuss von sauren, scharfen oder salzigen Nahrungsmitteln das Feuer im Verdauungssystem anfachen und diese Kraft steigern. Andere Gewohnheiten wie Alkohol- oder Tabakkonsum sowie der Verzehr von industriell hergestellten Süßigkeiten und frittierten oder zu scharfen Speisen können Pitta ebenfalls verschlimmern. Weil sich der Pitta-Appetit so pünktlich einstellt, dass man die Uhr danach stellen kann, kann das Auslassen einer Mahlzeit oder das Essen zu unregelmäßigen Zeiten das Verdauungssystem beeinträchtigen und auf lange Sicht gesundheitliche Probleme verursachen.

Tagsüber wenig zu trinken und zu essen, während man wütend, gereizt oder enttäuscht ist, wird ebenfalls als einer der Hauptgründe für ein Pitta-Ungleichgewicht angesehen. Weil die Pitta-Kraft die Gesundheit dadurch aufrechterhält, dass sie das Immunsystem mithilfe von Agni und den Elementen Feuer und Wasser unterstützt, schwächt ein Ungleichgewicht prompt die Immunkraft, was sich in Symptomen wie niedrigem Blutdruck, Müdigkeitssyndrom, Autoimmunerkrankungen, Magenproblemen etc. äußert.

Ursachen des Vata-Ungleichgewichts

Die Vata-Kraft ist schnell, positionsmäßig unentschieden sowie kontinuierlich, aber instabil in den Bewegungen. Wenn jemand mit Vata-Konstitution dies nicht weiß und mit dem natürlichen Schub dieser Kraft voranzukommen versucht, kann diese Kraft statt einer leichten Brise einen Sturm im Körper-Geist-System erzeugen, der kontinuierliche Gesundheitsprobleme verursacht.

Menschen mit Vata-Konstitution reagieren meist empfindlich auf Kälte und turbulente Situationen. Wenn sie sich in der kalten Jahreszeit nicht mit warmem Essen und richtiger Kleidung um ihren Körper kümmern, sich nicht genug Ruhe und Entspannung gönnen, sondern übermäßig viel arbeiten, nicht rechtzeitig ins Bett gehen, sich ins Nachtleben oder nächtliche Aktivitäten stürzen, kann Vata schnell aus dem Gleichgewicht geraten. Auch in lauter Atmosphäre sowie durch den Konsum von Alkohol und Tabak kann es zu Vata-Ungleichgewichten kommen. Außerdem können anstrengende und hektische Aktivitäten wie heftige Körperübungen und extrem abenteuerliche Sportarten diese Kraft aus dem Gleichgewicht bringen.

Weil Vata von den Grundeigenschaften her kalt, trocken und leicht ist, beschleunigt der Genuss von Eis, Chips oder Popcorn die Bewegung dieser Kraft. Und obwohl generell alle bitteren Nahrungsmittel gesundheitlichen Wert haben, können sie Vata steigern, wenn sie übermäßig genossen werden. Auch Lebensmittel, die adstringierend und scharf schmecken, stimulieren Vata. Und eisgekühlte Speisen und Getränke können Probleme im Verdauungssystem verursachen, etwa im Dickdarm, der hauptsächlich von Vata gesteuert wird.

Die Essenszubereitung ohne Zugabe verdauungsfördernder Gewürze oder mit schwer verdaulichen Nahrungsmitteln kann zu Verdauungsbeschwerden im Unterbauch führen. Rohes Gemüse ist zwar eine der besten Nährstoffquellen, aber für jemanden mit Vata-Konstitution scheint ungekochtes Essen schwerer zu verdauen zu sein, wenn es nicht sorgfältig ausgewählt und unter den passenden Bedingungen gegessen wird.

Die Angewohnheit, unregelmäßig zu essen, Mahlzeiten auszulassen oder weniger zu essen, als der Körper braucht, sowie zu essen oder zu trinken, während man Angst oder Unruhe verspürt, kann Vata ebenfalls stören und ein Ungleichgewicht verursachen. Wenn diese Kraft aus dem Gleichgewicht gerät, schwächt dies das Immunsystem, und das äußert sich in kalten Füßen und Handflächen, trockener juckender Haut und Entzündungen im Körper, insbesondere in den Gelenken und in der Beckenregion.

Wie man ein Ungleichgewicht ausgleicht

Wenn Sie Vikriti (Ungleichgewicht) in Ihrem Körper-Geist-System ausfindig machen, müssen Sie die notwendigen Änderungen vornehmen, um Ihre Kräfte mit der richtigen Ernährung und Lebensweise auszugleichen. Bevor Sie damit anfangen, müssen Sie Folgendes wissen:

1. Um mit Ihrer Ayurveda-Praxis beginnen zu können, müssen Sie zunächst die AVE (aktuell vorherrschenden Elemente) in Ihrem Körper-Geist-System finden.
2. Außerdem sollten Sie wissen, ob es sich bei Ihren AVE um Prakriti (von Geburt an vorherrschende Elemente) oder Vikriti (Ungleichgewicht) handelt. Wenn Sie kein Ungleichgewicht in Ihrem System haben – was bedeutet, dass sich Ihre vorherrschenden Elemente im Zustand des Gleichgewichts befinden und keine Kraft gestört wird, oder mit anderen Worten, wenn Sie im Moment keine Symptome oder Krankheiten in Ihrem Körper-Geist-System haben –, können Sie davon ausgehen, dass es sich bei Ihren AVE um Prakriti handelt. Ansonsten sind Ihre AVE Vikriti.
3. Wenn Ihre AVE Prakriti sind, können Sie dessen Gleichgewicht durch Ayurveda halten, um bei perfekter Gesundheit zu bleiben.
   Wenn Ihre AVE Vikriti sind, können diese sich von Ihrem Prakriti unterscheiden, und Sie wissen möglicherweise nicht,

welche ayurvedischen Empfehlungen jetzt zu befolgen sind und was zuerst auszugleichen ist – Ihr Prakriti oder Ihre AVE. Denken Sie in diesem Fall daran, dass Sie immer die Empfehlungen zum Ausgleich Ihrer AVE befolgen sollten. Egal, ob es sich dabei um Ihre von Geburt an vorherrschenden Elemente (Prakriti) oder um ein Ungleichgewicht (Vikriti) handelt.

Im ersten Teil dieses Buches haben Sie die wichtigsten Kräfte kennengelernt, die Einfluss auf Ihre Gesundheit und Ihre Immunkraft haben. Während die Kraft, die bei Ihrer Geburt/Empfängnis dominiert, Ihr ganzes Leben lang konstant bleibt, können sich die vorherrschenden Elemente (und damit die dominierende Kraft) mit zunehmendem Alter sowie je nach Jahres- und Tageszeit ändern und Ihre Gesundheit unterschiedlich beeinflussen. Außerdem haben wir etwas über die grundlegenden Eigenschaften jeder Kraft (Kapha, Pitta und Vata) und ihre Auswirkungen auf unsere Gesundheit im ausgeglichenen und unausgeglichenen Zustand erfahren.

Mithilfe eines Selbsttests machen Sie jetzt Ihre AVE ausfindig (die führende Kraft in Ihrem Körper- und Geist-System). Je nach Ergebnis können Sie den Empfehlungen zu Lebensweise und Ernährung in den nächsten Kapiteln folgen, um Ihre aktuell vorherrschenden Elemente im Gleichgewicht zu halten und so die Wirkung der entsprechenden Kraft unter Kontrolle zu behalten.

Ihre AVE (aktuell vorherrschenden Elemente) – die Blaupause Ihrer Gesundheit

Nachdem Sie nun mit der grundlegenden Theorie des Ayurveda vertraut sind, ist es an der Zeit, dieses Wissen zu nutzen, um Ihre Immunkraft zu stärken und Ihre Gesundheit wiederherzustellen. In diesem Kapitel finden Sie zwei Selbsttests, die Ihnen sagen, wo Sie beginnen können. Lesen Sie bitte die Anweisungen und seien Sie beim Ausfüllen des Tests vor allem ehrlich zu sich selbst.

Um mit Ihrer Ayurveda-Praxis beginnen zu können, müssen Sie zunächst Ihre AVE finden, die aktuell vorherrschenden Elemente in Ihrem Körper-Geist-System, die Blaupause Ihres gegenwärtigen Gesundheitszustands. Ihre AVE entsprechen entweder Ihrem Wesenskern (geprägt von den Elementen, die bei Ihrer Geburt vorherrschend waren) oder es handelt sich um aus der Balance geratene Elemente (die Ihre gegenwärtigen Gesundheitsprobleme verursachen), je nachdem, welche Kraft in Ihrem Körper-Geist-System derzeit dominiert. Denken Sie daran: Wenn ein Ungleichgewicht in einem Ihrer fünf Elemente Ihr Körper-Geist-System so stört, dass es durch ein Symptom oder eine Krankheit auf sich aufmerksam macht, müssen Sie zuerst an dieser Stelle ansetzen, um wieder ins Gleichgewicht zu kommen. Mithilfe des folgenden Tests können Sie herausfinden, ob Sie derzeit ein Ungleichgewicht in Ihrem System haben oder nicht.

Die Kraft, die in diesem Test die meisten Punkte erzielt, weist derzeit das größte Ungleichgewicht in den entsprechenden Elementen auf. Also konzentrieren Sie sich mit den ausgleichenden Werkzeugen des Ayurveda zunächst auf diese Elemente. (Denken Sie daran, dass ein Ungleichgewicht in einer, zwei und manchmal sogar in allen drei Kräften auftreten kann, Sie aber immer die Empfehlungen für die Elemente mit dem höchsten Ungleichgewicht befolgen sollten.)

Wenn Sie den Empfehlungen zu Ernährung und Lebensweise folgen, die dem Testergebnis entsprechen, werden Sie nach etwa drei Wochen allmähliche Veränderungen Ihres Gesundheitszustands feststellen. Wenn Sie die ayurvedische Ernährung und Lebensweise an Ihre AVE anpassen, sollten Sie den Test alle drei Monate wiederholen, bis Ihr Ungleichgewicht unter Kontrolle ist und Ihre natürliche Immunabwehr sich in einem ebenso ausgeglichenen Zustand befindet wie Ihr Gesundheitszustand. Anschließend können Sie mit dem Test »Finden Sie Ihren Wesenskern« Ihre seit der Geburt/Empfängnis vorherrschenden Elemente ermitteln.

Wenn Sie alle Fragen des ersten Tests mit Nein beantwortet haben, bedeutet dies, dass Ihr Körper und Ihr Geist bei guter Gesundheit sind und Sie über Ihre ganze natürliche Widerstandskraft verfügen. In diesem Fall können Sie gleich mit dem zweiten Test fortfahren, um die seit Ihrer Geburt vorherrschenden Elemente zu verstehen. Folgen Sie bitte den Ayurveda-Empfehlungen, um das Gleichgewicht Ihres Wesenskerns zu bewahren. Dies wird Ihnen helfen, Ihren derzeitigen Gesundheitszustand und Ihre Widerstandskraft aufrechtzuerhalten und Ihr Körper-Geist-System so zu unterstützen, dass Sie auch in Zukunft nicht krank werden. Wenn Sie die Fragen richtig beantwortet haben, ist die Kraft mit den meisten Punkten diejenige, die zum Zeitpunkt Ihrer Geburt dominierte und die primären Eigenschaften Ihres Körper-Geist-Systems geprägt hat.

Ihr derzeitiger Gesundheitszustand – Selbsttests

So machen Sie den Test »Finden Sie Ihr Ungleichgewicht«

- Lesen Sie sich jede Frage durch und denken Sie darüber nach, bevor Sie das Kästchen am Ende des Satzes ankreuzen (wenn die Antwort Ja lautet). Sie können direkt im Buch ankreuzen oder eine Liste in einem Notizbuch anlegen.
- Kritisieren Sie sich zu keinem Zeitpunkt, sondern kreuzen Sie einfach das Kästchen an, wenn Ihr Verstand eine Frage bejaht.
- Berechnen Sie abschließend die Gesamtpunktzahl für jede Kraft, indem Sie die Fragen, die Sie mit Ja beantwortet und angekreuzt haben, mit den entsprechenden Punkten in der Auswertungsliste hinten im Buch vergleichen.
- Dort, wo Sie die höchste Gesamtpunktzahl erhalten, liegt das primäre Ungleichgewicht der derzeit in Ihrem System vorherrschenden Elemente. Dann können Sie anfangen, Ihre AVE mit den Empfehlungen zur Lebensweise in den folgenden Kapiteln auszubalancieren (zu reduzieren).
- Machen Sie diesen Test alle drei Monate, bis Sie bei allen drei Kräften null Punkte erhalten. Gehen Sie dann zum Test »Finden Sie Ihren Wesenskern« über.

Finden Sie Ihr Ungleichgewicht

Hatten/waren Sie in den letzten drei Wochen …

1. … ungewöhnlich kalte Hände oder Füße, selbst in Innenräumen? ☐
2. … zu viel Körperhitze? ☐
3. … extratrockene Haut, Nägel und Haare? ☐
4. … Hautprobleme wie Kopfschuppen oder Ekzeme? ☐
5. … gelbliche Haut und Augäpfel? ☐
6. … ein Brennen in den Augen und auf der Haut? ☐
7. … Schuppenflechte? ☐
8. … Haarausfall? ☐
9. … Ermüdungserscheinungen? ☐
10. … an mehr als zwei aufeinanderfolgenden Tagen das Gefühl, morgens ganz besonders müde zu sein? ☐
11. … das Gefühl, noch müde zu sein, nachdem Sie lange geschlafen hatten? ☐
12. … extrem langsam im Sprechen, Agieren und Reagieren? ☐
13. … ein schlechtes Gedächtnis? ☐
14. … ständig wiederkehrende Kopfschmerzen? ☐
15. … Migräne oder Tinnitus? ☐
16. … eine rapide Verschlechterung der Sehkraft? ☐
17. … übermäßige Gasbildung im Darm? ☐
18. … Verstopfung? ☐
19. … zu viel Säure im Magen einschließlich Reflux oder Sodbrennen? ☐
20. … Gelenkschmerzen? ☐
21. … Entzündungen oder Schmerzen in der Brust- oder Lendenregion? ☐

22. … Rückenschmerzen in der Kreuzbein- oder Steißbeinregion? ☐
23. … starke Schweißausbrüche? ☐
24. … Übergewicht? ☐
25. … niedrigen Blutdruck? ☐
26. … hohen Blutdruck? ☐
27. … einen hohen Cholesterinwert? ☐
28. … Schleimansammlungen im Hals? ☐
29. … Nasennebenhöhlenentzündung (Sinusitis)? ☐
30. … Bronchitis? ☐
31. … Asthma? ☐
32. … Entzündungen der Harnwege? ☐
33. … Probleme mit Arthrose (Gelenkabnutzung)? ☐
34. … rheumatische Arthritis (entzündliche Erkrankung der Gelenke)? ☐
35. … Schilddrüsenüberfunktion? ☐
36. … Schilddrüsenunterfunktion? ☐
37. … eine Fehlgeburt? ☐
38. … Diabetes Typ 2? ☐
39. … ein Herzproblem? ☐
40. … einen leichten oder häufig unterbrochenen Schlaf? ☐
41. … Schlaflosigkeit? ☐
42. … ruhelos oder gestresst? ☐
43. … traurig und niedergeschlagen oder sentimental? ☐
44. … faul und bequem? ☐
45. … starkes Verlangen nach Süßem? ☐
46. … das Gefühl, nicht geerdet zu sein? ☐
47. … nervös? ☐
48. … besorgt oder bekümmert? ☐
49. … ängstlich? ☐
50. … Ängste und Sorgen? ☐

51. … ein geringes Selbstwertgefühl? ☐
52. … die Tendenz, sich selbst zu verurteilen? ☐
53. … die Tendenz, andere zu verurteilen? ☐
54. … Selbsthass oder Selbstverachtung? ☐
55. … Schwierigkeiten, gegebene Versprechen einzuhalten? ☐
56. … unkonzentriert? ☐
57. … verwirrt und unklar? ☐
58. … misstrauisch, weil Sie zu wenig Selbstvertrauen hatten? ☐
59. … frustriert oder verunsichert? ☐
60. … streitsüchtig oder anklagend? ☐
61. … dominant oder herrschsüchtig? ☐
62. … fordernd oder manipulierend? ☐
63. … egoistisch oder selbstsüchtig? ☐
64. … materialistisch oder gierig? ☐
65. … gegenüber anderen Menschen oder Dingen übermäßig bedürftig? ☐
66. … in alten Mustern oder Erinnerungen gefangen? ☐
67. … melancholisch? ☐
68. … vom Stress ausgebrannt? ☐
69. … extrem kritisch? ☐
70. … destruktiv oder rachsüchtig? ☐
71. … gehässig oder eifersüchtig? ☐
72. … unkontrolliert wütend? ☐
73. … selbstverletzend (durch bewusste Schädigung der Körperoberfläche)? ☐
74. … magersüchtig? ☐
75. … lethargisch oder teilnahmslos? ☐
76. … suizidal? (Haben Sie an Selbstmord gedacht?) ☐
77. … depressiv oder haben Sie sich zurückgezogen? ☐

Haben Sie …

78. … gegessen und getrunken und gar nicht mehr aufhören können? ☐
79. … ein unmoralisches Verhalten an den Tag gelegt? ☐
80. … andere beleidigt? ☐
81. … eine Form von psychopathischem (antisozialem) Verhalten an den Tag gelegt? ☐
82. Hatten Sie ein Nervenleiden? ☐
83. Waren Sie hysterisch? ☐
84. Haben Sie eine Form von tyrannischem Verhalten gezeigt? ☐
85. Waren Sie fettleibig? ☐
86. Haben Sie unter extremer Fettleibigkeit gelitten? ☐
87. Haben Ihre Augäpfel in den letzten drei Wochen eine rötliche Farbe angenommen? ☐
88. Wurde bei Ihnen in den letzten sechs Monaten Eierstock- oder Prostatakrebs diagnostiziert? ☐
89. Wurde bei Ihnen in den letzten sechs Monaten Magen- oder Leberkrebs diagnostiziert? ☐
90. Hatten Sie in den letzten drei Monaten Menstruationsstörungen? ☐
91. Haben Sie in den letzten drei Monaten unter prämenstruellem Syndrom gelitten? ☐

So machen Sie den Test »Finden Sie Ihren Wesenskern«

Bitte denken Sie daran, dass Sie frei von Ungleichgewichten sein sollten, bevor Sie diesen Test machen, weil ein Ungleichgewicht in einem Element die Antworten beeinträchtigen und ein fehlerhaftes Bild der bei Ihrer Geburt vorherrschenden Elemente vermitteln kann.

- Lesen Sie jede Frage und die angegebenen Alternativen und denken Sie nach, bevor Sie die Frage auswählen, die Sie am besten beschreibt. Kreuzen Sie das entsprechende Kästchen an.
- Überspringen Sie keine Frage. Wenn zwei Antworten möglich sind, wählen Sie diejenige aus, die Ihrer Persönlichkeit näher kommt.
- Wenn die Auswahl immer noch verwirrend ist, finden Sie die Antworten mithilfe von guten Freunden, die das ein oder andere möglicherweise besser beurteilen können als Sie selbst.
- Weisen Sie die Antworten anhand der Auswertungstabelle hinten im Buch den einzelnen Kräften zu und berechnen Sie dann die Gesamtzahl der Antworten für jede Spalte.
- Dort, wo Sie die höchste Punktzahl erhalten, liegt Ihr Wesenskern (bei der Geburt dominierende Elemente), der gleichbedeutend ist mit Ihren aktuell vorherrschenden Elementen.
- Folgen Sie den Empfehlungen für Ihre AVE, um das Gleichgewicht Ihrer Elemente, Ihr Wohlbefinden und Ihre natürliche Immunkraft zu jeder Zeit und in jedem Alter aufrechtzuerhalten.
- Wenn sich zu irgendeinem Zeitpunkt im Leben Symptome in Ihrem Körper-Geist-System zeigen, können Sie mit dem Test »Finden Sie Ihr Ungleichgewicht« feststellen, welche Elemente

aus der Balance geraten sind, und entsprechend mit der Arbeit an Ihren AVE beginnen, um das System wieder in einen ausgewogenen Zustand zu bringen.

Finden Sie Ihren Wesenskern

1. Was beschreibt Ihren Geist am besten?
   X. Fürsorglich, liebevoll, verzeihend, ruhig, unterstützend, friedlich. Langsame Auffassungsgabe, aber kontinuierliche geistige Leistung.
   Y. Intelligenter, mutiger, hartnäckiger Geist. Unabhängig, konzentriert, perfektionistisch, kritisch.
   Z. Flexibler, positiver Geist. Schneller und oberflächlicher Intellekt.

____

2. Wo sind Ihre bevorzugten Aktivitäten am besten beschrieben?
   X. Internationale Angelegenheiten, Nachrichten, Politik, Abenteuer und Actionsport, Forschung, Organisieren und Leiten von Gruppen, kleine und große Projekte planen und umsetzen.
   Y. Kochen, im Garten arbeiten, Menschen und/oder Wohnungen verschönern, gern am und im Wasser und in der Natur sein, tiefschürfende Gespräche führen und sich mit guten Freunden treffen.
   Z. Partys, Reisen und neue Leute kennenlernen, Spiel und Spaß, Tanz und Musik, alles Schnelle und Flüchtige.

____

3. Was beschreibt Ihre Stimmung am besten?
   X. Schneller Wechsel zwischen energiegeladen und mutlos, glücklich und unglücklich, positiv und negativ.
   Y. Wenig Energie am Morgen, deutlich mehr am Abend. Beständig, langsame Wechsel von einer Stimmung zur anderen.
   Z. Energiegeladen und enthusiastisch, abenteuerlustig. Höchstes Energieniveau am Morgen, niedrigstes am Abend.

____

4. Was beschreibt Ihr Gedächtnis am besten?
   X. Gut und präzise funktionierend, besonders in beruflichen Dingen.
   Y. Schlechtes Langzeitgedächtnis und gutes Kurzzeitgedächtnis; vergisst leicht.
   Z. Gutes Langzeitgedächtnis und schlechtes Kurzzeitgedächtnis.

____

5. Was beschreibt Ihre Talente am besten?
   X. Fürsorglich, produktiv
   Y. Geschäftstüchtig, naturwissenschaftlich und pädagogisch begabt, guter Anführer
   Z. Künstlerisch, kreativ

____

6. Was beschreibt Ihr Konsumverhalten am besten?
   X. Zweckmäßiger Umgang mit Geld.
   Y. Großer Sparer mit der Angewohnheit, ererbtes Eigentum zu schützen.
   Z. Gibt viel aus. Wenig Kontrolle über die eigenen Finanzen.

____

7. Was beschreibt Ihren Schlaf und Ihre Träume am besten?
   X. Tiefer Schlaf, schwer aufzuwecken. Lang dahinfließende, melancholische Träume, normalerweise von Liebe oder der Abreise nahestehender Menschen.
   Y. Moderater Schlaf, problemloses Einschlafen, aber manchmal erneutes Wachwerden. Aggressive Träume von Streit oder Eroberung.
   Z. Neigung zu leichtem, häufig unterbrochenem Schlaf, Schlafstörungen und häufigem Aufwachen. Albträume vom Fallen oder Fliegen.

____

8. Was beschreibt Ihr Handeln am besten?
   X. Schnell und unregelmäßig
   Y. Motiviert und zielgerichtet
   Z. Langsam und gleichmäßig, hohe Ausdauer

____

9. Was beschreibt Ihren Geschlechtstrieb am besten?
   - X. Hingebend und beständig
   - Y. Dominant und leidenschaftlich
   - Z. Starkes Verlangen, aber wenig Energie

____

10. Was beschreibt Ihren Appetit am besten?
    - X. Unregelmäßig
    - Y. Regelmäßig
    - Z. Stark

____

11. Was beschreibt Ihre Verdauung am besten?
    - X. Langsam
    - Y. Schnell
    - Z. Unregelmäßig

____

12. Auf welche der folgenden Wetterbedingungen reagieren Sie am empfindlichsten?
    - X. Sonne und Hitze
    - Y. Wind und Kälte
    - Z. Feuchtigkeit

____

13. Was beschreibt Ihre Stimme und Ihre Art zu sprechen am besten?
    X. Heisere und schrille oder leise Stimme. Nervöses und schnelles Sprechen; vergisst oft die wichtigsten Punkte.
    Y. Laute und schneidende Stimme. Zuversichtliche und präzise Sprache; kommt direkt auf den Punkt.
    Z. Weiche, tiefe und ruhige Stimme. Tiefe, gefühlvolle Sprache, guter Zuhörer, aber schlechter Redner.

____

14. Was beschreibt Ihren Hauttyp am besten?
    X. Tendenziell kalt und feucht oder fettig mit einem gelblich weißen Teint.
    Y. Empfindlich gegen Hitze und Sonne. Rosaroter Teint. Warm und feucht.
    Z. Kalt und rau. Bläulich brauner Teint. Tendenziell trocken.

____

15. Was beschreibt Ihre Haare und Nägel am besten?
    X. Feines und weiches Haar, früh grau oder kahl. Weiche, ölige, glänzende Nägel mit flexibler Nagelhaut.
    Y. Dünnes und seidiges Haar. Dünne, spröde, trockene Nägel mit rauer Nagelhaut.
    Z. Dichtes, buschiges und dunkles Haar. Starke, dicke, glänzende Nägel mit weicher Nagelhaut.

____

16. Was beschreibt Ihre Gesichtsform am besten?
   X. Kleiner Kopf mit feinen Linien auf der Stirn, dünne und feste Wimpern, schmale Nase und Lippen, kleines Kinn, unregelmäßige Zähne.
   Y. Mittelgroßer Kopf mit Falten auf der Stirn, feine Wimpern, mittelgroße Nase, weiche und rote Lippen, rosa Zahnfleisch und gleichmäßige Zähne.
   Z. Großer runder Kopf mit breiter Stirn, große, buschige Augenbrauen, große Nase und volle, weiche Lippen, starke, große Zähne mit geschmeidigem Zahnfleisch.

____

17. Was beschreibt Ihre Augen am besten?
   X. Durchdringend, klar
   Y. Unstet oder unruhig
   Z. Groß, feucht

____

18. Was beschreibt Ihren Körperbau am besten?
   X. Asymmetrisch (oben und unten). Breiter Knochenbau und schwere Muskelstruktur.
   Y. Symmetrisch. Mittlerer Knochenbau und feste Muskelstruktur.
   Z. Asymmetrisch (linke und rechte Seite). Schmaler Knochenbau und schlanker Muskelaufbau.

____

19. Was beschreibt Ihr Gewicht am besten?
   X. Niedrig – Tendenz zu Untergewicht
   Y. Moderat – konstantes Gewicht
   Z. Schwer – Tendenz zu Übergewicht

---

20. Was beschreibt Ihren Körpergeruch am besten?
   X. Angenehmer Körpergeruch
   Y. Starker Körpergeruch
   Z. Sehr wenig Körpergeruch

---

21. Was beschreibt die Farbe Ihres Urins am besten?
   X. Farblos
   Y. Weißlich
   Z. Gelb

TEIL 2

Lebensweise – der Schlüssel für die Tür zu Ihrer Gesundheit

Von unseren Vorfahren wurde uns ein Wissen überliefert, durch das wir in allen Phasen unseres Lebens ein Gleichgewicht in unserem Körper-Geist-System aufrechterhalten können, wenn wir im Alltag auf drei Dinge achten. Diese grundlegenden Disziplinen sind als die drei Gebote des Ayurveda bekannt, die auf Sanskrit *Aahar* (Nahrung), *Vihar* (Lebensweise) und *Vijar* (Gedanken) heißen.

In der westlichen Welt werde ich öfter mit Vorbehalten konfrontiert, der Ayurveda schränke die moderne Lebensweise ein. Aber aus meiner Erfahrung kann ich Ihnen sagen, dass er nichts anderes tut, als Ihr Leben auf die nächste Ebene zu bringen. Er hilft Ihnen, aus allem, was das Leben bietet, das Beste auszuwählen, egal ob es um Ihre Ernährung, Ihre Lebensweise oder Ihre geistige Entwicklung geht.

Wenn Sie Ayurveda im Alltag praktizieren, wird Ihnen immer mehr bewusst, was es bedeutet, die Verantwortung für das eigene Leben zu übernehmen, indem Sie das auswählen, was zu Ihnen passt und für Ihren Körper und Geist am besten ist. So werden Sie zum Lenker Ihres Geistes, statt als Diener den Befehlen schlechter Gewohnheiten und Abhängigkeiten zu gehorchen. Indem Sie das Wissen des Ayurveda kontinuierlich umsetzen, haben Sie nicht nur die Wahl in Bezug auf das, was Sie täglich essen und denken, sondern sind früher oder später in der Lage, in *allen* Lebensbereichen umfassende Entscheidungen zu treffen.

Auf den folgenden Seiten schauen wir uns an, wie wir die drei Gebote des Ayurveda durch bewusste Entscheidungen im täglichen Leben umsetzen können. Wir beginnen mit Vihar (Lebensweise) und Aahar (Nahrung), und am Ende dieses Buches gebe ich Ihnen noch eine Einführung in Vijar (Gedanken). Wenn Sie erst einmal mehr über Ayurveda wissen, werden Sie feststellen, wie einfach es ist, bewusste Entscheidungen auf der Grundlage Ihres körperlichen und geistigen Gesundheitszustands zu treffen.

Wenn Sie die AVE (aktuell vorherrschenden Elemente) Ihres Körper-Geist-Systems kennen, können Sie Ihre Ernährung, Ihre Lebensweise und die Funktionen Ihres Geistes neu gestalten und an Ihrer Gesundheit arbeiten, um bestmöglichen Nutzen aus Ihrem Wesenskern zu ziehen und aus Ihren konstitutionellen Eigenschaften, die von Geburt an Teil Ihrer Persönlichkeit sind. Sobald Sie Ihre innere Natur verstanden haben, können Sie mehr über die Veränderungen erfahren, die sich in der äußeren Natur, bedingt durch die verschiedenen Jahres- und Tageszeiten, vollziehen, und Ihr Körper-Geist-System entsprechend darauf abstimmen, um eine gesunde Funktion der Organe zu gewährleisten.

Wie Sie Ihre Immunkraft stärken und gesund bleiben

Bevor wir uns eingehender mit den Empfehlungen zur idealen Lebensweise für die jeweils vorherrschenden Elemente befassen, sollten wir uns ganz allgemein mit den Verhaltensweisen vertraut machen, die unsere Gesundheit beeinflussen. Die Tabelle in diesem Kapitel gibt uns Hinweise darauf, welche Gewohnheiten hinsichtlich der Gesundheit förderlich sind und welche die Gesundheit gefährden.

Wir haben erfahren, dass der ausgewogene Zustand der Elemente (Erde–Wasser, Feuer–Wasser und Luft–Äther) in unserem Körper ein Zeichen für Gesundheit ist, der unausgewogene Zustand jedoch eine schwächere Immunabwehr und Krankheit anzeigt. Ein Ungleichgewicht der Elemente kann durch falsche Ernährung, undisziplinierte Lebensweise oder ungesunde Gedanken verursacht werden. Deshalb hängt die Gesundheit unseres Körpers und Geistes davon ab, was wir essen, wie wir leben und welche Einstellung wir zum Leben haben.

Werfen wir also nun einen Blick auf allgemeine Lebensgewohnheiten, die unsere Gesundheit beeinflussen. Was in der zweiten Spalte der folgenden Tabelle steht, fördert Ihre Gesundheit. Hier geht es um vorteilhafte Nahrungsmittel/Lebensweise/geistige Übung entsprechend Ihren AVE. In den beiden rechten Spalten sind weniger gesunde und sehr ungesunde Ernährungs- und Lebensgewohnheiten aufgeführt, die Sie reduzieren oder ganz vermeiden sollten, um optimale Gesundheit zu erlangen.

Praxis	**Gesundheitsfördernde Gewohnheiten** (Treffen Sie Ihre Wahl nach dem bei Ihrer Geburt vorherrschenden bzw. dem unausgewogenen Element.)	**Weniger gesunde Gewohnheiten** (sollten möglichst reduziert/vermieden werden)	**Sehr ungesunde Gewohnheiten** (sollten strikt vermieden/geändert werden)
1. Ernährung Speisen	(primäre Nahrungsquellen)* Gemüse, Obst, Gewürze, Kräuter, Nüsse, Saaten, Getreide und Hülsenfrüchte	(sekundäre Nahrungsquellen)** weißes Fleisch, kleine Fische	(sekundäre Nahrungsquellen)** rotes Fleisch, große Fische
Getränke	stilles Wasser, Kräutertee, frische Säfte, Smoothies	Mineralwasser mit Kohlensäure, Cola, Kaffee, Getränke mit geringem Alkoholgehalt	starker Alkohol

* Primäre Nahrungsquelle: Angemessene pflanzliche Nahrung, angepasst an die AVE, erhöht Vitalität und Lebensenergie des menschlichen Körpers und verringert somit das Risiko, dass schädliche Mikroorganismen die Funktionen der Systeme stören und Krankheiten der Organe hervorrufen können.

** Sekundäre Nahrungsquelle: Wenn ein menschlicher Körper die Elemente aus der Natur von Tieren bekommt, die diese ursprünglich aus Pflanzen erhalten haben, wird dies als indirekte Quelle für Nahrung aus der Natur bezeichnet.

2. Lebensweise Schlaf/Ruhe	7 bis 8 Stunden/Tag	mehr als 10 Stunden/Tag	weniger als 4 Stunden/Tag
Bewegung***	Bewegung entsprechend den AVE auf täglicher Basis	Bewegung ohne Rücksicht auf die AVE	Bewegung ohne Rücksicht auf Symptome oder Unausgewogenheiten im Körper
Geschlechtstrieb	konstant – tantrisch (nicht auf den Orgasmus fokussiert)	schnell – auf das Endergebnis (Orgasmus) fokussiert	unterdrückte Liebe – überhaupt kein Interesse an Sex
Arbeit/Beruf	Wenn Sie im weitesten Sinne für den Frieden arbeiten, sollte das Endergebnis immer gut für die Welt sein.	hauptsächlich für Geld und materiellen Besitz	für die Vernichtung des Lebens, einschließlich der Natur und der Tiere
3. Geist	konzentriert, begeisterungsfähig, zufrieden, freundlich und friedlich	besorgt, gestresst, ängstlich oder verunsichert	von Ärger/Hass, langjähriger Trauer/Niedergeschlagenheit geprägt

*** Dazu gehören alle Ihre Bewegungen im Laufe eines Tages, sportliche Betätigung und Yoga ebenso wie Stehen, Gehen etc.

Viele Ayurveda-Zentren setzen tierische Produkte für Behandlungen und zur Nahrungszubereitung ein. In Anbetracht der Tatsache, dass wir uns auf die optimale Gesundheit unseres Körper-Geist-Systems konzentrieren und Mutter Natur ebenso respektieren wie alles Leben auf dieser Erde, empfehle ich Alternativen zu tierischen Produkten und deren Nebenprodukten wie Honig, Milch, Joghurt und Ghee. Sie können durch Pflanzenmilch und andere Nahrungsmittel ersetzt werden, die den traditionellen Vaidya-Behandlungen und Ernährungsrichtlinien entsprechen, die in meinem Ayurveda-Zentrum in Südindien praktiziert werden, wo wir uns an ein rein pflanzliches Ernährungs- und Behandlungsprogramm für beste Gesundheit allen Lebens auf diesem Planeten halten.

Wo anfangen? Morgendliches Programm zur Optimierung Ihrer Energie

Meine Großmutter pflegte zu sagen: »Der Morgen ist die beste Zeit, um mit einer guten Gewohnheit zu beginnen. Indem du dich morgens für gute Gedanken entscheidest, schaffst du gute Gefühle für den ganzen Tag. Und wenn du jeden Tag gute Gefühle erzeugst, ist dein Geist die ganze Woche über positiver. Und wenn du deine Wochen, Monate und Jahre positiv gestaltest, ist dein ganzes Leben ein einziger Kreislauf positiver Energie. Das ist der Schlüssel zum Erfolg für alles, was du im Leben tust.«

In diesem Kapitel lernen Sie fünf einfache Schritte kennen, um sofort mit einem gesunden Morgenprogramm zu beginnen.

Das folgende Programm wurde von Vaidyas über mehrere Generationen hinweg praktiziert. Unabhängig von den aktuell vorherrschenden Elementen kann jeder diese fünf Schritte am Morgen machen und nach drei Wochen einen mentalen und physischen Energieschub beobachten.

In Indien sagen wir, man soll mit der Sonne aufstehen, die das ganze Jahr über zwischen sechs und halb sieben aufgeht. In Ländern, die weiter vom Äquator entfernt liegen, muss diese Regel unter Berücksichtigung der anderen Sonnenaufgangszeiten geändert werden.

Den alten indischen Gesundheitslehren zufolge haben die Sonnenstrahlen am frühen Morgen eine heilende Wirkung auf Erkrankungen von Körper und Geist. Das Sonnenlicht verbessert Agni, das Feuerelement im System, das auf der körperlichen Ebene die Immunkraft steuert, auf der geistigen die Funktionen des Gehirns stärkt und außerdem die Produktion notwendiger Hormone wie Serotonin und Dopamin unterstützt.

Nutzen Sie die Morgenstunden und diese fünf Schritte und freuen Sie sich auf einen schönen Tag, eine schöne Woche, einen schönen Monat, ein schönes Jahr und, wie meine Großmutter sagte, ein ganzes schönes Leben.

Traditionelles Morgenprogramm zur Optimierung Ihrer Energie

Schritt	Disziplin	Körperliche Übungen	Geistige Übungen
1.	Den Geist klären	Wenn Ihr Geist morgens aus dem Schlaf erwacht, springen Sie nicht gleich hellwach aus dem Bett, sondern bleiben noch ein paar Minuten mit geschlossenen Augen auf dem Rücken liegen.	Seien Sie dankbar, dass Sie heute am Leben sind. Lassen Sie zu, dass sich Ihre Gedanken mit guten Gefühlen verbinden, indem Sie darüber nachdenken, welches Herzensanliegen Sie sich heute gern erfüllen würden.
2.	Zähne und Zunge reinigen	Wenn Sie nur rein pflanzliche Nahrungsmittel essen und sich abends die Zähne putzen, reicht es, Zähne und Zunge morgens mit warmem Wasser zu reinigen und das Zahnfleisch mit dem Zeigefinger zu massieren. Bei Kapha-Symptomen wie Schleimansammlungen im Hals gurgeln Sie mit Salzwasser.	Reflektieren Sie über sich selbst, indem Sie sich mit einem von Herzen kommenden Lächeln Ihre guten Eigenschaften anschauen, und bringen Sie die Samen der Morgenideen aus, wie Sie die kommenden Stunden dieses Tages verbringen können, um Freude und Frieden zu finden und für das Wohlbefinden der Menschen zu sorgen, mit denen Sie es an diesem Tag zu tun haben.

3.	Speiseröhre und Magen reinigen	Machen Sie die Wassertherapie (s. Teil 3 des Buches), oder wählen Sie Ihren Kräutertee.	Sitzen Sie in bequemer Haltung mit fokussiertem Geist und positiven Gedanken. Trinken Sie so langsam, als würden Sie das Wasser essen.
4.	Abfälle und Toxine aus dem Darm entfernen	Machen Sie es sich zur Gewohnheit, zur Toilette zu gehen, nachdem Sie morgens Kräutertee oder Wasser getrunken haben. Diese Routine hilft dem Gehirn, sich die Beseitigung von Abfällen und Toxinen aus dem Darm einzuprogrammieren, selbst bei Menschen, denen es sonst schwerfällt, den Darm regelmäßig zu entleeren.	Verbinden Sie, während Sie auf der Toilette sitzen, Ihren Geist mit dem Unterbauch, indem Sie die Handflächen auf den Bauch legen und vorsichtig einatmen und das Zwerchfell senken, bis sich der Bauch maximal ausdehnt. Atmen Sie dann langsam aus, während Sie den Bauch sanft in Richtung Wirbelsäule ziehen.
5.	Körper und Geist vitalisieren	Machen Sie Ihr morgendliches Übungsprogramm. Wenn dies ein Yoga-Programm sein soll, beachten Sie die Empfehlungen auf den folgenden Seiten.	Wenn Sie auf der Yogamatte sind, richten Sie Ihren Fokus ganz nach innen und beobachten Ihren Körper von Kopf bis Fuß, während Sie durch Ein- und Ausatmen einen rhythmischen Atemfluss erzeugen.

Stimmen Sie Ihre Lebensweise auf Ihre AVE ab

In diesem Unterkapitel möchte ich sicherstellen, dass Sie sich Ihrer Entscheidungen bewusst sind, wenn es darum geht, Verantwortung für Ihre Gesundheit zu übernehmen und die Schritte zu gehen, die Sie von einer Ebene Ihrer Gesundheitspraxis zur nächsten bringen. Hier wird auch noch einmal betont, wie wichtig es ist, Ihre AVE zu kennen, wenn Sie sich für eine bestimmte Lebensweise entscheiden.

Da unsere alltäglichen Gewohnheiten eine wichtige Rolle für unsere körperliche und geistige Entwicklung spielen, wollen wir uns nun darauf konzentrieren, in den kommenden Tagen die notwendigen Veränderungen in unserem Leben vorzunehmen, um es mit optimaler Gesundheit und Vitalität genießen zu können.

Laut Ayurveda geht es bei einer gesunden Lebensweise nicht darum, einfach nur irgendwelche Körperübungen zu machen oder sich auf eine Weise zu ernähren, die gerade angesagt ist. Vielmehr geht es darum, die AVE in Ihrem Körper-Geist-System zu verstehen und ein maßgeschneidertes Programm zu befolgen, um Ihre dominierenden Kräfte (Kapha, Pitta und Vata) in verschiedenen Jahreszeiten und Lebensphasen im Gleichgewicht zu halten. Wenn Sie Ihre Alltagsgewohnheiten auf Ihre AVE abstimmen, werden Sie eine stetige Verbesserung Ihrer inneren und äußeren Gesundheit beobachten können.

Die drei Ebenen der Gesundheitspraxis

Wir sehen oft, dass Menschen ihre Lebensweise ändern, ohne ihren gegenwärtigen Gesundheitszustand zu berücksichtigen. Änderungen der Lebensweise können zwar als erste Stufe einer Gesundheitspraxis angesehen werden, aber diese wird normalerweise nicht lange anhalten und nicht die erwünschte Wirkung haben, wenn wir nur den neuesten Ratschlägen der Gesundheitsindustrie folgen, ohne die Nachwirkungen auf Körper und Geist zu berücksichtigen. Ob Sie nun ein neues, populäres Ernährungs- oder Trainingsprogramm einhalten – wenn Sie sich nicht ausreichend mit dessen direkten und indirekten Auswirkungen auf Ihre Gesundheit über einen längeren Zeitraum beschäftigen, kann beides nur als allgemeine Übung betrachtet werden. Wenn Sie eine Praxis jedoch im Wissen um ihre Auswirkungen auf Ihren Körper und Geist machen, wird sie zu Ihrer Therapie und damit zur zweiten Stufe Ihrer Gesundheitspraxis. Mit einer Praxis aber, die gleichzeitig eine Therapie für Körper und Geist ist, tun Sie auch etwas für Ihre spirituelle Entwicklung, also für Ihre Seele, und begeben sich damit auf die dritte Stufe Ihrer Gesundheitspraxis.

Wie entscheiden Sie sich also? Nur für eine Übung oder Maßnahme, für eine Therapie oder sogar für Ihre spirituelle Entwicklung? Allein schon die von uns getroffenen Nahrungsentscheidungen zeigen, auf welcher Ebene von Gesundheitspraxis wir uns befinden. Wenn wir unseren Magen nur mit dem füllen, worauf wir gerade Lust haben, ohne unseren gegenwärtigen Gesundheitszustand zu berücksichtigen, kann dies allenfalls eine Maßnahme zum Überleben oder eine Gewohnheit sein. In diesem Zustand essen wir, um unser Leben zu erhalten, nicht unbedingt unsere Gesundheit. Wenn wir unserer Gesundheit Vorrang geben, essen wir, was gut für unser System ist. Und indem wir diese Entscheidung bewusst treffen, wird Essen zur Therapie und die Nahrung zur natürlichen Medizin. Nehmen wir nun aber an, wir wählen unsere Nahrung nicht nur nach dem Gesundheitszustand unseres Körpers und Geistes aus, sondern auch für unsere Seele, indem wir ganz bewusst Nahrungsmittel mit reiner Energie auswählen, dann wird dies als die dritte Stufe der Gesundheitspraxis betrachtet, auf der wir unsere spirituelle Entwicklung fördern.

Seien Sie sich also Ihrer Entscheidungen im Leben stets bewusst und treffen Sie sie je nach Grad der Verbesserung, die Sie anstreben.

Wenn Sie den Grundstein für Ihre Gesundheit bereits gelegt haben, indem Sie Ihren Tag mit den Ayurveda-Disziplinen beginnen, haben Sie auf Ihrer Gesundheitsreise einen wichtigen Schritt getan. Jetzt können Sie herausfinden, wie Sie Ihren restlichen Alltag verbessern können, indem Sie Ihre Lebensweise auf Ihre aktuell vorherrschenden Elemente abstimmen. Wenn Sie es nicht bereits getan haben, können Sie diese mithilfe des Selbsttests im vorigen Teil des Buches ausfindig machen. Wie bereits erwähnt, können Ihre AVE entweder Ihr Prakriti (bei Ihrer Geburt dominierenden Elemente) oder Ihr Vikriti (Ungleichgewicht) sein.

Bedenken Sie bitte, dass beim Auffinden Ihrer AVE folgende Faktoren eine Rolle spielen:

1. Wenn eine der drei Kräfte (Kapha, Pitta oder Vata) in Ihrem Körper oder Geist nicht im Gleichgewicht ist, ist diese unausgewogene Kraft Ihr Vikriti und die beiden Elemente, die sie bilden, sind Ihre AVE, Ihre aktuell vorherrschenden Elemente.
2. Wenn Sie ein Ungleichgewicht in mehr als einer Kraft haben, etwa in zwei oder sogar in allen drei Kräften (Kapha, Pitta und Vata), dann ist dic Kraft mit dem höchsten Ungleichgewicht Ihr Vikriti und die Elemente, die sie bilden, sind Ihre AVE.

3. Wenn Sie kein Ungleichgewicht haben – was bedeutet, dass Ihr derzeitiges Körper-Geist-System reibungslos funktioniert, nichts auf eine Funktionsstörung der Organe/Systeme hinweist und keine Symptome oder Krankheiten vorliegen –, wird Ihre derzeit dominierende Kraft beziehungsweise werden Ihre aktuell vorherrschenden Elemente als Ihr Prakriti betrachtet.

Während Ihre AVE in den ersten beiden Fällen Ihr Vikriti sind, sind sie im dritten Fall Ihr Prakriti. (Das bedeutet, dass in Abwesenheit eines Ungleichgewichts in Ihrem Körper und Geist Ihre aktuell vorherrschenden Elemente Ihr Prakriti sind, die stärkste Kraft im System bei Ihrer Geburt). Entscheidend ist nun, dass Sie sich in jedem Fall der Balance Ihrer AVE widmen. Während Sie sich in den ersten beiden Fällen darauf konzentrieren, die unausgewogenen Kräfte wieder ins Gleichgewicht zu bringen, konzentrieren Sie sich im dritten darauf, das Prakriti-Gleichgewicht aufrechtzuerhalten, um Ihre Gesundheit mit der angemessenen Lebensweise und entsprechender Ernährung zu bewahren.

Tägliche Routinen zur Steigerung Ihrer Immunkraft

In diesem Kapitel geht es darum, Ihren Tagesablauf an Ihre aktuell vorherrschenden Elemente anzupassen. Die Empfehlungen reichen von der Aufwachzeit über die optimale Nutzung der Morgenstunden bis zu abendlichen Aktivitäten und einer optimalen Schlafenszeit. Auch die häufigsten Hindernisse für eine neue Lebensweise werden im Folgenden angesprochen.

Der allererste Schritt zu einer gesunden Lebensweise besteht darin, eine gewisse Disziplin für die wichtigsten Bereiche unseres Alltags aufzubringen: Essen, Bewegung und Schlaf. Wenn der Körper Energie braucht, müssen wir zuerst die angemessene Nahrung für ihn ausfindig machen. Damit diese gut verdaut und mühelos in alle Gewebe verteilt werden kann, sollten wir unseren Bedürfnissen entsprechende Körperübungen machen. Und wenn unser System eine Weile funktioniert hat, werden Körper und Geist müde und brauchen Ruhe, um zu regenerieren, insbesondere durch guten Schlaf. Dies ist die gesunde Routine eines Tag-Nacht-Zyklus, der sich ständig wiederholen sollte, um unsere natürliche Immunkraft aufrechtzuerhalten und so zu einem gesunden Körper und Geist zu gelangen. Wenn wir in dieser Hinsicht eine Routine in unser tägliches Leben gebracht haben, können wir sagen, dass wir den ersten Schritt in Richtung besserer Gesundheit hinter uns haben.

Schauen wir uns nun die traditionellen Ayurveda-Empfehlungen für einen Tagesablauf an, der Ihrer derzeit dominierenden Kraft entspricht.

Tägliche Routine zum Ausgleich von Kapha

Früh aufstehen!

Die Zeit zwischen vier und zehn Uhr gilt als die, in der Kapha am stärksten zunimmt. Menschen, die mit Kapha-Prakriti geboren werden, sollten früh aufstehen, um den zusätzlichen Einfluss der Elemente Erde und Wasser aus der Natur in dieser Zeit zu vermeiden. Bei diesem Prakriti kann die Angewohnheit, morgens lange zu schlafen, zu wasserbedingten Symptomen wie Schleimansammlungen, Probleme mit den Nebenhöhlen, Enge in der Lunge und im Hals sowie ein Gefühl der Schwere im Kopf führen.

Ein Glas heißes Wasser mit frischem Ingwer trinken

Ingwer ist ein Immunverstärker, weil er Agni, das Feuerelement im System, fördert. Mit der Unterstützung von Ingwer kann Agni die Hitze im Verdauungs- und Kreislaufsystem erhöhen und damit sowohl Entzündungen reduzieren als auch Körperfett verbrennen. Wenn bei Ihnen Kapha dominiert, können Sie diese medizinische Wurzel gesundheitlich nutzen, indem Sie ein Glas Wasser trinken, das mit frischen Ingwerscheiben gekocht wurde. Dieses Morgengetränk kann besagte Schleimansammlungen im Hals und in der Speiseröhre lösen und trägt außerdem zu einer besseren Darmbewegung bei.

Zutaten für das Kapha reduzierende Morgengetränk: ein Glas Wasser, geriebener oder in dünne Scheiben geschnittener Ingwer.
Zubereitung: Wasser mit Ingwer drei Minuten lang kochen. Das Ingwerwasser dann in ein Glas geben, umrühren und trinken, wenn es ein wenig abgekühlt ist.

Ein kurzes Yoga-Programm am Morgen

Nach Einnahme des Getränks wird ein ebenfalls Kapha ausgleichendes Yoga-Programm empfohlen, das den Geist aufhellt, den Körper stärkt, Kreislauf und Atmung unterstützt und Herz, Lunge und Blutgefäße stärkt.

Einen Spaziergang machen

Für Menschen, bei denen Kapha dominiert, gibt es nichts Besseres, als morgens einen Spaziergang zu machen. Da die Kapha-Kraft von Natur aus solide und unbeweglich ist, müssen sich diese Menschen so viel wie möglich bewegen. In der Regel lieben sie die Natur. Daher sollten sie jeden Tag ein wenig Zeit in der Nähe von Wasser und Erde und im Wald verbringen. Das Gehen kann gut in den Tagesablauf integriert und in jedem Alter und zu jeder Jahreszeit praktiziert werden. Vor allem der morgendliche Spaziergang bringt neue Gedanken in den Geist und lindert unangenehme Gefühle aus der Vergangenheit.

Verhaltensmuster ändern

Menschen deren Wesenskern Kapha ist, haben oft Probleme damit, sich an eine neue Disziplin zu halten oder alte Gewohnheiten durch neue zu ersetzen. Daher wird ihnen empfohlen, ab und zu neue Erfahrungen auszuprobieren und die alten Routinen zu durchbrechen. Wenn bei Ihnen also von Geburt an Kapha dominiert, müssen Sie möglicherweise einige Anstrengungen unternehmen, um gesunde Verhaltensweisen in Ihr tägliches Leben zu bringen. So wie der Start eines Flugzeugs viel Energie kostet, müssen auch Sie etwas Druck ausüben, um sich von Altgewohntem zu lösen, aber auf den höheren Ebenen wird Ihre Reise dann deutlich reibungsloser und leichter vonstattengehen.

Sie können Ihr tägliches Leben verändern, ohne dass dies allzu große Auswirkungen auf Ihren Zeitplan hat. Beispielsweise können Sie die Treppe statt der Rolltreppen nehmen oder das Haus am Morgen etwas früher verlassen und zu Fuß zur Arbeit gehen. (Wenn Ihr Arbeitsplatz nicht zu Fuß erreichbar ist, parken Sie Ihr Auto einige Hundert Meter entfernt oder nutzen öffentliche Verkehrsmittel und steigen ein paar Stationen früher aus, um Ihren morgendlichen Spaziergang zu machen.) Denken Sie daran: Wenn Sie die ein oder andere Disziplin in Ihr Leben bringen möchten, müssen Sie nur *einen* Grund dafür finden (wenn Sie das gar nicht wollen, gibt es Hunderte von Ausreden dafür).

Früh ins Bett!

Normalerweise haben Menschen, bei denen Kapha dominiert, die Tendenz, bis spät in die Nacht wach zu bleiben und morgens zu spät aufzustehen – was nicht gut für ihre Gesundheit ist, weil es Kapha erhöht und zu entsprechenden Symptomen führt. Als Schlafdisziplin empfehle ich Ihnen, um zehn Uhr abends ins Bett zu gehen und um sechs wieder aufzustehen. Mehr als acht Stunden sollten es nicht sein. Außerdem sollten Sie darauf achten, tagsüber überhaupt nicht zu schlafen.

Tägliche Routine zum Ausgleich von Pitta

Früh aufstehen und den Morgen genießen

Sind Sie morgens voller Energie und abends müde? Sind Sie morgens geistig wach, mittags hell begeistert und abends völlig fertig? Natürlich ist es von Person zu Person und Tag zu Tag unterschiedlich, aber im Großen und Ganzen sind dies die Muster von Menschen mit Pitta-Prakriti.

Nutzen Sie die Morgenenergie, um den Beginn des Tages angenehm und positiv zu gestalten. Körperübungen wie Yoga-Asanas und geistige Übungen wie Meditation sind empfohlene Ergänzungen bei der Morgenroutine von allen, bei denen Pitta dominiert. Außer Yoga könnten auch folgende Aktivitäten etwas für Sie sein: Wandern, Schwimmen, Gartenarbeit oder etwas anderes, wobei Körper und Geist in Interaktion treten. Denken Sie daran, dass Sie nicht trainieren, weil Sie Ihren Körper hassen, sondern weil Sie ihn lieben.

Als Pitta-Typ ist Ihre Haut (und sind auch Ihre anderen Organe) von Natur aus empfindlich gegenüber direkter Sonneneinstrahlung am Mittag. Um die heilende Wirkung der Sonne zu nutzen, sollten Sie am besten früh aufstehen und das Licht der Morgensonne auf Ihr Gesicht und besonders auf Ihre Augen fallen lassen (auch wenn es in den weiter vom Äquator entfernten Ländern vielleicht schwächer ist).

Yoga machen, um Pitta ins Gleichgewicht zu bringen

Es ist empfehlenswert, ein Yoga-Programm durchzuführen, das Pitta ins Gleichgewicht bringt. Die entsprechenden Übungen tragen dazu bei, den Geist zu beruhigen und Verspannungen im Körper, insbesondere im Schulterbereich zu lösen, das Verdauungssystem zu unterstützen und Leber, Bauchspeicheldrüse und Dünndarm zu stärken. Denken Sie auch hier daran, die Übungen nicht als Wettkampf zu betrachten, bei dem es etwas zu beweisen gilt. Es geht nur darum, dass Sie sich entspannen und in diesem Moment mit Ihrem Körper und Geist verbinden. (Im Kapitel »Yoga – ihre Therapie« erfahren Sie mehr über Yoga für Pitta-Typen.)

Wassertherapie am Morgen

Befolgen Sie die Anweisungen zur Wassertherapie in Teil 3 dieses Buches. Achten Sie darauf, das Wasser achtsam zu trinken.

Tagsüber genügend Wasser trinken

Menschen, bei denen Pitta dominiert, haben normalerweise viel Hitze im Körper und brauchen mehr Wasser zur Abkühlung ihres Systems als Kapha- oder Vata-Typen. Aufgrund der übermäßigen Aktivität und hohen Leistung ihres Heizsystems verlieren sie oft mehr Wasser durch Schweiß, insbesondere in der warmen Jahreszeit. Wie viel Wasser eine Person trinken muss, hängt von ihrer körperlichen Aktivität ab und von der Menge an Wasser, die sie verliert. Denken Sie daran, dass es wichtig ist, ausreichend Wasser zu trinken, um eine ordnungsgemäße Durchblutung aufrechtzuerhalten und damit die Funktionen der weißen Blutkörperchen, die den Körper vor Krankheitserregern schützen.

Überhitzung in der Mittagszeit vermeiden

Menschen mit Pitta-Prakriti wird empfohlen, sich im Sommer vor übermäßiger Sonneneinstrahlung in der Mittagszeit in Acht zu nehmen, weil sie normalerweise empfindliche Haut haben und daher ein höheres Risiko für Sonnenbrand und hitzebedingte Symptome besteht.

Es ist für jeden ratsam, notwendige Veränderungen in der Lebensweise entsprechend der Jahres- und der Tageszeit vorzunehmen. Wenn bei Ihnen also Pitta dominiert (Prakriti oder Vikriti), ist der Sommer die Jahreszeit und der Mittag die Tageszeit, zu der Sie in Bezug auf körperliche und geistige Aktivitäten vorsichtig sein müssen. Da sich die Kraft der Sonnenstrahlen ändert, je nachdem, wie weit Sie vom Äquator entfernt leben, spüren Sie die Intensität der Wärme in Ihrem Körper und können Ihre Aktivitäten darauf abstimmen. Geschieht das nicht, wird die Haut stärker durchblutet und Wasser in Form von Schweiß freigesetzt. Dies kann die Pitta-Kraft im Körper aus dem Gleichgewicht bringen, zu Dehydration führen und Hautprobleme begünstigen.

Eine Pause (und vielleicht ein kurzes Nickerchen) machen

Menschen, bei denen Pitta dominiert, haben in der Regel morgens viel und abends weniger Energie. Dies wird durch ihren aktiven Lebensstil oft noch verstärkt. Die beste Lösung ist, mittags ein kurzes Nickerchen zur Wiederherstellung der Energie zu machen, damit Sie bis zum Abend durchhalten können. Wenn Sie in Ihrem Büro oder auf Reisen sind und kein richtiges Nickerchen machen können, probieren Sie einfach einen »Katzenschlaf«, indem Sie sich ein paar Minuten entspannt mit geschlossenen Augen hinsetzen und gedankenfrei ein- und ausatmen, als ob Sie fast eingeschlafen wären. (Sollten Sie sich nach dem Mittagessen hinlegen, machen Sie vor dem Schlafen einen kurzen, langsamen Spaziergang, um Ihr Verdauungssystem in Gang zu bringen.)

Mit noch mehr Wasser abkühlen und beruhigen

Für einen Pitta-Typ gibt es kein besseres Umfeld als Wasser, und Schwimmen ist eine der besten Möglichkeiten, mit diesem heilenden Begleiter zusammen zu sein, besonders im Sommer. Während der heißen Jahreszeit wird empfohlen, mitten am Tag zu duschen, um die überschüssige Wärme des größten Organs Ihres Körpers, der Haut, zu reduzieren und Pitta bis zu einem gewissen Grad unter Kontrolle zu bringen. Um Stress abzubauen und die Muskeln zu entspannen, können Sie sich abends vor dem Schlafengehen fünfzehn bis zwanzig Minuten in die Badewanne legen. Wenn Sie dann immer noch Schwierigkeiten haben, sich zu entspannen, hören Sie beruhigende Instrumentalmusik, am besten die langsamen Klänge eines einzelnen Instruments.

Dampfbäder sind Teil der Heilbehandlung, wenn Ihr Pitta aus dem Gleichgewicht geraten ist; aber achten Sie darauf, dass Sie dabei in einem Dampfkasten sitzen oder stehen, und zwar mit dem Kopf außerhalb des Kastens, sodass nur Ihr Körper die Hitze abbekommt. (Das heißt, dass Sie alle Arten von Saunagängen vermeiden müssen, bei denen Ihr Kopf von Dampf umhüllt ist.)

Körper und Geist verlangsamen

Da Pitta eine gewisse Intensität im Denken und Handeln erzeugt, brauchen Sie, wenn es bei Ihnen dominiert, gelegentlich auch Pausen *zwischen* den einzelnen Projekten, um Ihre Energie den Tag über konstant zu halten. Spüren Sie einen Druck über den Augen (oder bekommen Sie Kopfschmerzen), wenn Sie sich lange Zeit stark auf eine bestimmte Aufgabe konzentrieren, ist es höchste Zeit, eine Pause einzulegen und Ihren Geist mit etwas anderem abzulenken. Sie können einen langsamen Spaziergang in der Natur machen oder Ihren Körper dehnen und in dieser Pause tief durchatmen. Dies wird Ihnen helfen, die angespannten Muskeln zu lockern, den Geist zu entspannen und neue Energie zurückzugewinnen, um die Aufgaben erledigen zu können, die für den Rest des Tages anstehen.

Keine Mahlzeit auslassen

Betrachten Sie Essen als eines der größten Vergnügen im Leben. Und wenn bei Ihnen Pitta dominiert, denken Sie daran, keine Mahlzeit auszulassen; denn das wäre wie eine Bestrafung für Ihren Körper. Im Vergleich zu den beiden anderen Typen (Kapha und Vata) hat Pitta das stärkste Verdauungssystem und den höchsten Anteil an Verdauungssäuren. Wenn Sie nicht rechtzeitig essen, kann dies langfristig zu gesundheitlichen Problemen führen. Bekommt der Körper nicht rechtzeitig Nahrung, können die vom Verdauungssystem abgesonderten Säuren sogar die Magenschleimhaut zerstören und Geschwüre und Tumore verursachen. Da Pitta-Typen sehr anfällig sind für alles, was mit Übersäuerung zu tun hat, müssen sie immer rechtzeitig essen und die Nahrung auswählen, die zu ihrem Verdauungssystem passt.

Flexibilität ist das Geheimwort bei der Stressreduktion

In der Regel sind Menschen mit Pitta-Prakriti sehr strikt, was ihre Überzeugungen betrifft, und nicht bereit, Kompromisse einzugehen, was sie zum stressigsten von allen drei Typen macht. Wenn Sie ein Pitta-Typ sind oder ein Pitta-Ungleichgewicht haben und wenn Sie Ihre eigenen Eigenschaften ebenso verstehen wie die Eigenschaften der Menschen, mit denen Sie es in Ihrem gesellschaftlichen Umfeld, im Beruf und im Familienleben zu tun haben, bemühen Sie sich doch einmal, langsamer zu werden und geduldig zuzuhören, wenn andere Menschen ihre Ideen darlegen. Erkennen Sie, dass es Möglichkeiten der Zusammenarbeit gibt, ohne gleich die Grundidee Ihrer Projekte und Pläne aufgeben zu müssen. Dies wird Ihnen helfen, Ihre Führungsqualitäten, eine der wichtigsten Eigenschaften von Pitta, zu verbessern. Sie werden überall da Fortschritte machen, wo Sie mit Menschen zusammenarbeiten, die ganz anders sind als Sie.

Das Geschenk des Schlafes annehmen

Guter Schlaf kann das Körper-Geist-System reinigen und die Energie für den nächsten Tag wiederherstellen. Wenn bei Ihnen Pitta dominiert, kommt Ihr Nachtzug wahrscheinlich eher früh vorbei; gegen halb zehn sollten Sie ins Bett gehen. Dann treten Sie Ihre Reise durch die Nacht auf jeden Fall rechtzeitig an und werden gut schlafen. Versuchen Sie, die abendliche Müdigkeit als Geschenk zu sehen und nicht als etwas, wogegen Sie ankämpfen müssen.

Tägliche Routine zum Ausgleich von Vata

Schlafen am Morgen ist gut für Vata

Dies klingt wie ein Widerspruch zu vielen Gesundheitsregeln, die nahelegen, es sei gut, morgens früh aufzustehen und frisch in den Tag zu starten. Aber bei einem Menschen, bei dem Vata dominiert, wird diese Regel nicht greifen, weil Vata-Typen mehr Kapha-Energie brauchen, um ihre Gesundheit ins Gleichgewicht zu bringen; und die bekommen sie durch Kapha steigernde Nahrung und einen guten Schlaf in der Kapha-Phase am frühen Morgen. Wenn bei Ihnen also Vata dominiert, empfiehlt Ihnen der traditionelle Ayurveda, morgens etwas länger zu schlafen, was die Immunkraft Ihres Körpers und die Stabilität Ihres Geistes erhöht. Und weil die meisten Menschen an Werktagen morgens nicht einfach im Bett bleiben können, sollten Sie zumindest versuchen, am Wochenende morgens länger zu schlafen, insbesondere in Situationen, in denen Vata in Ihrem System zu hoch ist und Sie unter Angstzuständen oder mangelnder Erdung leiden.

Die Augen für den Garten des Friedens öffnen

Bleiben Sie morgens nach dem Aufwachen noch ein paar Minuten im Bett liegen und laden Sie nährende Gedanken wie bunte Schmetterlinge in den Garten Ihres Geistes ein. Ermutigen Sie ihn, in diesen ersten Minuten des Tages interessante Ideen aufkommen zu lassen und aufregende Pläne darüber zu schmieden, worauf Sie sich heute, am Wochenende oder sogar in den kommenden Jahren freuen können.

Heißes Gewürzwasser auf leeren Magen trinken

Um das Verdauungssystem zu unterstützen und die Speiseröhre sowie den Magen von nachts in den Verdauungskanälen gebildeten Gasen zu befreien, trinken Sie morgens ein Glas Vata ausgleichendes Gewürzwasser auf leeren Magen.

Zutaten für den Vata-Morgendrink: 1 kleines Stück Ingwer (3 bis 5 cm lang), gerieben oder geschnitten, eine halbe Limette, 2 Kardamomsamen, 2 Nelken, 1 Prise Fenchel, 1 kleine Zimtstange.
Zubereitung: Ein Glas Wasser mit Ingwer, Kardamom, Nelken, Fenchel sowie Zimt drei Minuten lang kochen. Das Wasser durch ein Sieb oder einen Filter in ein Glas mit dem Saft der halben Limette geben, umrühren und nach kurzer Abkühlung trinken.

Angeborene Talente fördern

Es ist offensichtlich, dass die erfolgreichsten Menschen der Welt diejenigen sind, die ständig an ihren Talenten arbeiten. Zwar verfügt Vata-Prakriti von Natur aus über künstlerische Fähigkeiten, aber diese bleiben meist aufgrund mangelnder Disziplin und Selbstvertrauen verborgen. Auf einer grundlegenden Ebene ist die Vata-Natur unorganisiert und zerstreut, was es für Menschen mit diesem Prakriti schwierig macht, sich an ein normales Leben in einer Familie oder der Gesellschaft anzupassen. Wenn Sie ein Vata-Typ sind und in Ihrem Leben unter diesen Problemen leiden, sollten Sie die entsprechenden Eigenschaften weniger als Einschränkung für das Wachstum in Ihrem Leben betrachten, sondern diese als Rohstoff für Ihren Erfolg als Künstler sehen und sie in Ihrer Arbeit von nun an sogar einsetzen. Wenn Sie beispielsweise unter Ihren mentalen Vata-Eigenschaften leiden und malen möchten, nehmen Sie Ihre zerstreuten Gedanken und ungeklärten Gefühle als Grundlage für das Thema, das Sie auf Ihre Leinwand bringen möchten. Malerei ist dann nicht nur eine künstlerische Tätigkeit, sondern eine Selbstheilungstherapie für den Künstler oder die Künstlerin.

Egal, ob Sie ein Talent als Sänger, Schriftsteller oder Bildhauer haben: Sie müssen dieses angeborene Geschenk erforschen und rechtzeitig fördern, sonst bleibt es unterschwellig im Hinterkopf und stört Ihren Geist immer wieder – ein Leben lang. Diese Störungen spiegeln sich oft als Angst oder Unruhe im Geist wider. Mit anderen Worten: Menschen mit Vata-Prakriti gehen oft mit vielen kreativen Ideen schwanger. Und wenn sie es versäumen, diese Ideen zu nähren und entsprechende Werke hervorzubringen, führt dies zu einem emotionalen Auf und Ab in ihrem Geist.

Wenn Ihr Prakriti Vata ist, schlage ich vor, dass Sie Ihre potenzielle Kraft finden, indem Sie verschiedene kreative Dinge ausprobieren. Sobald Sie Ihr angeborenes Talent gefunden haben, üben Sie es jeden Tag mit einer gewissen Disziplin aus. Wenn Sie beispielsweise feststellen, dass Sie am Schreiben interessiert sind, schreiben Sie täglich ein paar Seiten. Sollte dies schwierig umzusetzen sein, setzen Sie sich morgens mindestens dreißig Minuten lang an Ihren Schreibtisch und schreiben alles auf, was Ihnen durch den Kopf geht. Machen Sie diese Übung zu einem Teil Ihrer Morgenroutine. Wenn Sie dies regelmäßig tun, lösen sich Ihre anfänglichen Probleme meiner Erfahrung nach früher oder später in Luft auf, und Sie kommen beim Schreiben automatisch und ohne Blockade in einen freien Fluss.

Bringen Sie Disziplin in Ihr Leben

Vata-Prakritis werden zwar mit vielen Talenten geboren, aber mir ist aufgefallen, dass es vielen von ihnen nicht gelingt, ihre potenzielle Entwicklung auf dem gewünschten Gebiet voranzutreiben, hauptsächlich weil es in ihrem Leben an Disziplin mangelt. Dabei wäre genau dies der Schlüssel zu ihrem Erfolg. Wenn sie beständig daran arbeiten, können sie sich auf ganz natürliche Weise Disziplin aneignen und zu einem Teil ihres Alltags machen. Wenn Sie ein Vata-Typ sind, empfehle ich Ihnen, Ihr Talent ausfindig zu machen und jeden Tag etwas Zeit damit zu verbringen, bis es als Beruf funktioniert. Es gibt nichts Besseres im Leben, als die eigene Leidenschaft zum Beruf zu machen.

Es sich so warm wie möglich machen

Eine der allgemeinen Eigenschaften von Vata ist Kälte. Und wenn bei Ihnen also diese Kraft vorherrscht (von Geburt an oder aufgrund eines Ungleichgewichts), ist es das, worum Sie sich besonders kümmern müssen. Ihr Wohnbereich – Ihr Haus und Ihre Arbeitsräume – sollten warm sein und Sie sollten Kleidung wählen, die Sie in der kalten Jahreszeit warm hält. Bevorzugen Sie auch warme, reich gewürzte Speisen und Getränke, die Ihren Magen beruhigen wie eine warme Decke.

Für eine ruhige Umgebung sorgen

In der Regel haben Menschen, bei denen Vata vorherrscht, eine dynamische Energie – sowie die Tendenz, sich auf ähnliche Menschen und Milieus einzulassen; was zu noch mehr Turbulenzen in ihrem Leben führt. Ich merke immer wieder, dass Vata-Typen zwar eher ängstlich sind, sich aber sehr zu Situationen und Menschen hingezogen fühlen, die ein gewisses Maß an Aufregung in ihr Leben bringen. Solche Situationen zu erleben mag manchmal in Ordnung sein, aber wenn bei Ihnen Vata vorherrscht, sollten Sie aus kreativen Gründen meist versuchen, eine eher ruhige Umgebung zu wählen, die Ihnen hilft, sich auf Ihre Kreativität zu konzentrieren. Mit viel Disziplin können Sie dann Schritt für Schritt die Erfolgsleiter erklimmen.

Eins nach dem anderen machen

Einfach ausgedrückt ist Achtsamkeit eine der wichtigsten Lebensdisziplinen, um Vata ins Gleichgewicht zu bringen. Vata wird von Luft und Äther gebildet und die Dominanz dieser Elemente sorgt dafür, dass sich der Geist in verschiedenen Gedanken und Gefühlen zerstreut. In einem Moment ist er noch enthusiastisch und fröhlich, im nächsten schon ängstlich und negativ. Zudem ist er oft voll von Plänen und Ideen, die schwer zu fassen sind. Dies führt zu

Verwirrung und Frustration, wenn es darum geht, etwas weiterzuentwickeln. Wenn Sie verstehen, welchen Einfluss Vata auf Ihren Geist hat, können Sie daran arbeiten, indem Sie jeweils nur eine Sache machen und sich ganz auf auf Ihre Handlungen konzentrieren, bis diese vorbei sind. (Diese Achtsamkeitsübung können Sie nicht nur bei Ihrer Arbeit machen, sondern auch bei jeder anderen Aktion, die Sie ausführen – ob Sie nun Ihr Essen kauen oder Ihren Tee trinken.)

Eine Essensdisziplin einhalten

Verdauungsstörungen gehören zu den wichtigsten Gesundheitsproblemen. Verursacht werden sie durch eine unausgewogene Vata-Kraft, die zu Gasbildung und Blähungssymptomen führt. Weil das Niveau von Agni (Verdauungsfeuer) bei Vata in der Regel niedrig ist, ist es wichtig, der Nahrung die richtigen Gewürze zuzusetzen, um die Verdauung entsprechend zu unterstützen. Außerdem wird empfohlen, warm, in kleinen Mengen, aber in regelmäßigen Abständen zu essen, um Ihre Gesundheit und Immunkraft zu verbessern. Empfehlungen zu geeigneten Nahrungsmitteln finden Sie in Teil 3 dieses Buches.

Anstrengende Körperübungen vermeiden

Nach der Empfehlung des Ayurveda sollte jede Praxis dem Gesundheitszustand der betreffenden Person entsprechen. Wenn bei Ihnen Vata vorherrscht, sollten Sie möglichst leichte Körperübungen machen, die Ihre Ausdauer trainieren. Anstrengende Übungen können im Zustand von überschüssigem Vata Schäden an

Knochen, Muskeln, Bändern sowie Entzündungen und Schmerzen im Körper verursachen und dazu führen, dass Sie sich geistig ausgelaugt fühlen. Wenn Sie Yoga machen, versuchen Sie, Asanas und Meditationsübungen zu finden, die Vata ins Gleichgewicht bringen.

Eine Schlafenszeit festlegen

In Anbetracht der Rolle, die guter Schlaf für die Aufrechterhaltung einer guten Gesundheit und Immunkraft spielt, sollten besonders Vata-Typen sich um eine entsprechende Nachtruhe bemühen. Verglichen mit den beiden anderen Typen haben sie oft Schwierigkeiten, gut zu schlafen, weil die Tiefe und Länge ihres Schlafes je nach Tages- und Jahreszeit variiert. Außerdem nimmt Vata im Alter zu und stört den Schlaf. Dies betrifft vor allem Menschen, bei denen Vata zum Zeitpunkt der Geburt vorherrschend war. Leider sind viele Vata-Typen nachts wach und am nächsten Tag entsprechend müde und leiden früher oder später unter Schlafstörungen. Als Lösung schlage ich vor, dass Sie auch in Nächten, in denen Sie nicht müde sind, zu einer festgelegten Zeit zu Bett gehen. Allein das Hinlegen beruhigt Ihren Körper und Geist.

Allgemeine Empfehlungen zum Ausgleich der Kräfte

Kapha	**Pitta**	**Vata**
Früh aufstehen	Den Morgen genießen	Langsam aufwachen
Täglich aktiv sein	Extreme Hitze und direktes Sonnenlicht meiden	Anstrengende und hektische Aktivitäten vermeiden
Gewohnheiten verändern	Ruhe und Aktivität ins Gleichgewicht bringen	Ein ruhiges und friedliches Umfeld wählen
Neue Erfahrungen suchen	Keine Mahlzeit auslassen	Regelmäßige Gewohnheiten beibehalten
Nicht tagsüber schlafen	Viel Wasser trinken	Eins nach dem anderen machen
Möglichst wenig Dinge ansammeln	Nicht überarbeiten	Für genügend Ruhe und Erholung sorgen
Früh zu Bett gehen	Möglichst flexibel bleiben	Warm bleiben

Schlaf für optimale Erholung und starke Immunkraft

Schlaf spielt eine wichtige Rolle für die Aufrechterhaltung der körperlichen Immunkraft. Schon ein paar Stunden Schlaf weniger können den Körper anfälliger für eine Erkältung oder Grippe machen. In diesem Kapitel werden wir die Schlaftendenzen der verschiedenen Typen sowie die Richtlinien für optimalen Schlaf, wie Schlafdauer, Schlafpositionen und Vorbereitungen vor dem Einschlafen, untersuchen.

Im Schlaf werden mit der Kraft von Vata alte Körperzellen zerstört und mit der Kraft von Kapha durch neue Zellen ersetzt. Und wenn die Toxine gut beseitigt sind, kann die Kraft von Pitta ein ununterbrochenes Immunsystem und damit einen krankheitsfreien Körper aufrechterhalten. Deshalb ist Schlaf so wichtig. In ihm werden viele Zellen der unspezifischen (also nicht auf bestimmte Keime spezialisierten) Immunabwehr gestärkt, etwa Makrophagen, B-Zellen, T-Zellen, Mastzellen, außerdem Endothelzellen, die das Innere von Blutgefäßen und Lymphgefäßen auskleiden, und verschiedene sogenannte Stromazellen, die das Bindegewebe stärken und Zytokine produzieren, jene Zellproteine, die für die Immunsignale verantwortlich sind, die für die Regulierung und Zerstörung infizierter Zellen in unserem Körper gebraucht werden. Schlafmangel kann diese immunstärkenden Zellen und damit die Widerstandskraft unseres Systems schwächen. Wenn jemand nur sehr wenig Schlaf bekommt, beispielsweise weniger als vier

Stunden pro Nacht, kann dies das Risiko für Herzprobleme und Diabetes erhöhen.

Wir wissen, dass sich die Schlafdauer zur Aufrechterhaltung eines gesunden Immunsystems von Mensch zu Mensch unterscheidet. Menschen mit Wunden oder Krankheiten benötigen zum Beispiel besonders viel Schlaf, um den Heilungsprozess zu unterstützen. Auch Kinder brauchen allgemein mehr Schlaf als Erwachsene. Während ein Erwachsener mit etwa acht Stunden Schlaf auskommt, braucht ein Teenager neun bis zehn Stunden, um ein natürliches Maß an Immunkraft aufrechtzuerhalten.

Der Ayurveda betont die Notwendigkeit eines guten Schlafes für jeden Typ und gibt Schlafempfehlungen, die den aktuell vorherrschenden Elementen (AVE) eines Menschen entsprechen. Danach können die Schlafdauer und die Schlafmuster entsprechend angepasst werden, um die Elemente im Körper-Geist-System ins Gleichgewicht zu bringen und eine gute Widerstandskraft in jedem Alter und zu jeder Jahreszeit aufrechtzuerhalten.

Schauen wir uns die folgende Tabelle an, in der die Schlafmuster der verschiedenen Körper-Geist-Typen erläutert werden und angegeben wird, wie viel Schlaf jemand braucht, um eine gute Gesundheit gemäß den AVE aufrechtzuerhalten.

Schlaftherapie

Aufgrund unserer modernen Lebensweise leiden immer mehr Menschen in unserer Gesellschaft an Schlafstörungen. Diese führen dazu, dass viele die potenzielle Widerstandskraft ihres Körpers nicht ausschöpfen können. Bis zu einem gewissen Grad können wir dieses Problem lösen, indem wir Schlaf als eine Art Ruhepause für Körper und Geist betrachten und eine gewisse Disziplin einhalten,

AVE	Energieniveau am Morgen	Schlaf	Muster	Durchschnittliche Schlafdauer in Stunden	Optimale Schlafdauer in Stunden
Kapha	Schwierigkeiten, morgens aufzuwachen	tiefer Schlaf, schwer zu wecken	bis spätnachts wach – Tendenz, tagsüber zu schlafen	acht oder mehr	sieben
Pitta	morgens hellwach	kann nachts aufwachen, schläft aber schnell wieder ein	regelmäßig – in manchen Nächten warm, schwitzend und ruhelos	sieben	acht
Vata	leicht zu wecken, aber morgens müde	leichter Schlaf, wacht oft nachts auf und kann dann schwer wieder einschlafen	unregelmäßig – oft seltsame Träume	sechs oder weniger	acht

indem wir pünktlich zu Bett gehen und uns hinlegen, auch wenn der Schlaf nicht als natürlicher Segen kommt. So stellen sich Körper und Geist auf einen Zeitplan ein, und nach und nach kommt der Nachtzug immer kürzer nach unserer Bettgehzeit vorbei.

Wenn Sie dann schlafen, produzieren Ihre Körperzellen Zytokine und gewinnen die Widerstandskraft zurück, indem sie diese immunstärkenden Proteine im System halten. Zur Verbesserung von Körperhaltung und Atmung empfehle ich allerdings, Ihre Schlafposition auf die aktuell bei Ihnen vorherrschenden Elemente abzustimmen. Wählen Sie *Savasana* (Totenhaltung) für Kapha und *Sayana Balasana* (Haltung des schlafenden Kindes) für Vata. Pitta-Typen können eine der beiden Positionen wählen. Für sie ist es wichtig, sich vor dem Schlafengehen im Fersensitz *(Vajrasana)* hinzusetzen, den Geist zu beruhigen und Spannungen abzubauen, die sich im Laufe des Tages in den Schultern, im Gesicht und in der Lendenwirbelsäule angesammelt haben könnten.

Savasana für Kapha-Typen

Wenn bei Ihnen die Elemente Erde und Wasser vorherrschen, leiden Sie wahrscheinlich unter einer Verstopfung der Atemwege. Als Kapha-Typ wird Ihnen daher empfohlen, sich in Savasana (Totenhaltung) hinzulegen, um Ihren Körper auf den Schlaf vorzubereiten. Diese Haltung verhilft Ihnen im Schlaf zu maximalem Sauerstofffluss in der Lunge und bietet dem gesamten Körper-und-Geist-System äußerste Ruhe. Sie fördert auch eine gute Durchblutung und eine bessere Lungenfunktion.

Vajrasana für Pitta-Typen

Wir geraten oft derart in den Sog moderner Bequemlichkeiten, dass unsere Muskeln immer schwächer und unsere Körper immer unbeweglicher werden. Leider sollen die meisten Stühle, auf denen wir tagsüber sitzen, eher bequem sein, als die natürliche Haltung eines menschlichen Körpers zu unterstützen. In abgelegenen Dörfern einiger Entwicklungsländer können wir immer noch beobachten, dass die Menschen vorwiegend in der Hocke sitzen, egal ob sie arbeiten, auf den Bus warten oder flache Toiletten benutzen. Dies stärkt die Wirbelsäule und die Muskeln, selbst bei älteren Menschen. Wenn wir uns jedoch in den Industrieländern umschauen, sehen wir Menschen, die auf bequemen Stühlen sitzen, vor allem in ihren Büros, wo sie etwa ein Drittel ihrer Lebenszeit verbringen, und die als Folge davon Probleme mit Steifheit in den Schultern und im Nacken haben. Wenn Sie den größten Teil Ihrer Arbeitszeit vor einem Computer verbringen oder ständig auf Ihr Handy schauen, ist es bei Ihnen wahrscheinlich noch schlimmer.

Obwohl diese Probleme in unserer modernen Welt weit verbreitet sind, habe ich die schlimmsten davon bei Pitta-Typen gesehen, weil sich deren Muskeln in einer solchen Arbeitsumgebung besonders schnell anspannen. Obwohl Pitta-Typen meist leicht einschlafen, können steife Muskeln und die damit verbundenen Schmerzen ihren Schlaf stören und sie nachts wecken.

Wenn Sie ein Pitta-Typ sind, schlage ich Ihnen daher eine einfache Übung vor, die Sie vor dem Schlafengehen machen sollten: Setzen Sie sich im Fersensitz *(Vajrasana)* auf das Bett und atmen Sie ein paarmal sanft ein und aus, bis Sie das Gefühl haben, dass Ihr Geist im Zustand des Friedens verweilt und sich Ihr Körper entspannt und beruhigt. Wenn es Ihnen schwerfällt, die Knie so weit zu beugen, dass Sie in dieser Position sitzen können, legen Sie ein Kissen zwischen die Waden und die Rückseiten Ihrer Oberschenkel.

Legen Sie sich nach dieser Atemübung mit einem Kissen zwischen den Oberschenkeln auf die linke Seite. Wenn Sie dann immer noch Spuren von Alltagsstress spüren, drücken Sie sich ein weiteres Kissen vor die Brust, während Sie sich auf einen guten Schlaf vorbereiten. Sorgen Sie außerdem für frische und kühle Luft im Raum, indem Sie vor dem Schlafengehen die Ventilation anstellen oder das Fenster weit öffnen.

Sayana Balasana für Vata-Typen

Für einen Vata-Typ ist Angst eines der größten geistig-seelischen Probleme, und am späten Abend vor dem Schlafengehen ist sie meistens am größten. Aus diesem Grund rät der traditionelle Ayurveda hier, nicht auf dem Rücken zu liegen und zur Decke zu schauen, weil dies Vata und damit die Angst weiter erhöhen würde. Ihnen wird vielmehr empfohlen, auf dem Bauch zu liegen und ein Bein und einen Arm anzuwinkeln, um einen engen Kontakt zwischen Herzregion (Brust) und Bett herzustellen, was ein Gefühl der Erdung vermittelt. Diese Pose ist als Sayana Balasana bekannt, was wörtlich übersetzt »Haltung des schlafenden Kindes« heißt. Eine dicke Decke über den Körper, insbesondere über Beine und Hüften zu legen, kann die Schlafqualität ebenfalls verbessern.

Gegen Schlaflosigkeit können Sie auch ein Glas warme pflanzliche Milch trinken, die mit Kardamom und Safran aufgekocht wird. Dieses abendliche Getränk nach traditionell ayurvedischem Rezept gibt Vata-Typen ein warmes, erdiges Gefühl in Körper und Geist und trägt damit zu einem besseren Schlaf bei.

Voraussetzungen für guten Schlaf

Wenn die Elemente im Gleichgewicht sind, kann jeder Typ jede beliebige Schlafhaltung so einnehmen, dass sie für ihn bequem ist. Aufgrund unserer modernen Arbeitsweise und falscher Betten leiden viele jedoch unter Nackenschmerzen (im Halswirbel-) oder Rückenschmerzen (im Lendenwirbelbereich) sowie unter Steifheit oder Entzündungen zwischen den Schulterblättern, die den Schlaf stören können. Stellen Sie sicher, dass Ihr Bett Ihnen die Unterstützung bietet, die Sie brauchen. Im alten Indien schliefen Yogis auf harten Holzbrettern – eines der Geheimnisse ihres starken Körpers. In den traditionellen Ayurveda-Zentren des dörflichen Indiens wurde Patienten verordnet, auf Feldbetten aus heilendem Holz zu schlafen, entsprechend den Verhältnissen in ihrem Körper.

Wenn Sie über die natürliche Körperkräfte verfügen möchten, empfehle ich Ihnen, weiche Betten zu meiden und harte Oberflächen zum Liegen zu wählen. Betrachten Sie die Muskelschmerzen, die Sie anfangs haben werden, als Übungsschmerz und stellen Sie nach ein paar Wochen fest, wie sich Ihre Muskeln auf natürliche Weise an die Härte anpassen und stärker werden. (Das Liegen auf einer harten Oberfläche wird Menschen mit Arthritis allerdings nicht empfohlen.)

Gestalten Sie Ihr Schlafzimmer möglichst so, dass es für einen erholsamen Schlaf geeignet ist. Ich empfehle Ihnen, hier keine elektronischen Geräte zu verwenden, vor allem keine mit Magnetfeldern und auch keine Geräte, die Signale von außen senden oder empfangen, wie etwa Mobiltelefone, die Ihr Gehirn nachts stören können. Und falls Sie doch eines dieser Geräte in Ihrem Schlafzimmer haben, stellen Sie sicher, dass es mindestens zwei Meter von Ihrem Kopf entfernt ist.

Wenn Sie ein Pitta-Typ sind, sollten Sie Ihr Schlafzimmer stets kühl und luftig halten, indem Sie die Belüftung entsprechend anpassen. Und damit Vata-Typen gut schlafen können, sollte das Bett mit dicken Decken warm genug gehalten werden. Kapha-Typen schlafen zwar in den meisten Situationen tief und fest, aber ihnen wird dennoch empfohlen, ihr Schlafzimmer so einzurichten, dass es gemütlich ist, etwa indem dunkle Vorhänge das Licht von außen abschneiden, insbesondere in weit südlich oder nördlich gelegenen Ländern, wenn die Sonne nachts scheint. Gleichzeitig sollten Kapha-Typen sicherstellen, dass sie aufstehen, sobald der Wecker morgens klingelt, und die Vorhänge aufziehen, um das Morgenlicht hereinzulassen und dadurch das Risiko, noch einmal einzuschlafen, zu verringern. In Ländern, in denen es im Winter morgens dunkel bleibt, sollten sie zudem gleich das Licht einschalten.

TEIL 3

Essen – Ihre natürliche Medizin

Nahrung wurde schon immer als natürliche Medizin betrachtet, die den menschlichen Körper in den verschiedenen Lebensphasen nährt, reinigt und heilt. Aus ihr erhalten wir die für den Wiederaufbau neuer Zellen unerlässlichen Nährstoffe in Form von Proteinen, Kohlenhydraten, Mineralien, Vitaminen und Fettsäuren.

Unser Körper ist eine Komposition aus vielen Billionen von Zellen, und unsere Gesundheit und Immunkraft hängt von der Aufrechterhaltung dieser Mikroeinheiten des Lebens durch angemessene Ernährung ab. Die Zellen bilden Gewebe, die Gewebe bilden Organe, die Organe bilden Systeme. Und schließlich bilden die verschiedenen Systeme zusammen unseren komplexen Körper.

Nach der Ayurveda-Terminologie besteht unser Körper aus sieben *Dhatus* oder Geweben. Im Sanskrit heißen diese sieben Gewebe *Rasa* (Lymphe), *Rakta* (Blut), *Mamsa* (Muskel), *Medha* (Fett), *Asthi* (Knochen), *Majja* (Knochenmark) und *Shukra* (Fortpflanzungsgewebe). Der Zustand dieser Gewebe hat Einfluss auf die Gesundheit und Immunkraft des Körpers.

Mithilfe von Sama Agni, dem ausgeglichenen Zustand des Feuerelements, sorgt ein gesunder Körper für eine gute Verdauung, eine geeignete Aufnahme von Nährstoffen auf Zellebene sowie die Beseitigung von Abfallstoffen aus dem Körper. Diese drei Funktionen – Verdauung, Aufnahme und Ausscheidung – hängen aber nicht nur von der natürlichen Qualität der inneren Organe und Systeme ab, sondern auch von der Nahrung, die wir täglich zu uns nehmen.

Wenn eine Person einfach nur ihren Hunger stillt, ohne ihren gegenwärtigen Gesundheitszustand zu berücksichtigen, oder wenn sie von ungesunden Speisen und Getränken abhängig ist, wird ihr Stoffwechsel irgendwann zusammenbrechen und ein Ungleichgewicht in den Systemen verursachen, selbst wenn sie von Natur aus ein gesundes Verdauungssystem mit Sama Agni hat. Sobald die

Nahrung den Magen erreicht hat, äußert sich dieses Ungleichgewicht dann entweder in Blähungen, Reflux/Sodbrennen oder einer langsamen/schwierigen Verdauung, je nachdem, welche Elemente in welchem Ausmaß für das Ungleichgewicht verantwortlich sind.

Ein solch schlecht funktionierender Stoffwechsel stört Agni und wirkt sich ungünstig auf den Gesundheitszustand und die Immunkraft aus. Wenn Sie aber die Bedeutung Ihrer täglichen Nahrung erkennen, können Sie Ihr Körper-Geist-System mit der reinen Essenz der Natur behandeln. Der erste Schritt ist nun, Fast Food und industriell verarbeitete Lebensmittel zu meiden und frische pflanzliche Lebensmittel auf Ihren Speiseplan zu setzen. Der nächste Schritt ist, sich Ihr Körper-Geist-System aus Sicht des Ayurveda anzuschauen und förderliches Essen entsprechend Ihrer aktuell vorherrschenden Elemente auszuwählen. Bereits nach kurzer Zeit werden Sie gesundheitliche Verbesserungen beobachten, die sich in Ihrem Innern in einer reibungslosen Funktion Ihrer Organe und nach außen hin in glänzender Haut und strahlenden Augen äußern.

Im Ayurveda wissen wir, dass alles, was unter unsere Haut gelangt, unsere Gesundheit und Immunkraft beeinflusst; und Essen spielt dabei natürlich eine große Rolle. Wenn wir unsere Gesundheit aus einem ganzheitlichen Blickwinkel betrachten, sehen wir, dass es hauptsächlich zwei Arten von Nahrung gibt, die wir von außen erhalten: geistige und körperliche Nahrung.

Geistige Nahrung: Alles, was unser Geist über seine fünf Sinne konsumiert, wird als geistige Nahrung betrachtet, die externe Quelle geistiger Energie. Der Zustand unserer geistigen Immunkraft hängt von unserem mentalen Stoffwechsel ab, der Gesamtfunktion der Gedanken, Gefühle und Emotionen, die in unserem Mentalkörper erzeugt werden und darin zirkulieren. Um eine klare Vorstellung von unserem mentalen Stoffwechsel zu bekommen, stellen wir uns das Gehirn als virtuellen Mund und die Gedanken, die wir darin »durchkauen«, als virtuelle Nahrung unseres Geistes vor. Die Informationen, die unser Gehirn über die Sinne sammelt, bilden unsere Gedanken, die schließlich geschluckt werden und in unseren virtuellen Magen, das Herz, gelangen, wo sie Gefühle erzeugen. In einer späteren Phase gelangen einige dieser Gefühle in den virtuellen Darm unseres Geistes und verweilen dort als Emotionen, die unser Gehirn gelegentlich veranlassen, Gedanken zu bilden, die vielleicht einen direkten Zusammenhang mit den Informationen haben, die wir über unsere fünf Sinne sammeln, vielleicht aber auch nicht.

Unser mentaler Stoffwechsel besteht aus verschiedenen Phasen: Empfang von Informationen über die Sinne, Bildung von Gedanken im Gehirn, Verarbeitung dieser Gedanken im Herzen in Form von Gefühlen und Speichern der Gefühle als Emotionen im Unterbauch. Wenn wir nun positive Informationen kultivieren, indem wir negative Informationen ausfiltern, oder uns im Erzeugen positiver Gedanken üben, indem wir negative Tendenzen in unserem Gehirn nicht noch verstärken oder unser Herz und den Bauch von bereits vorhandenen negativen Gefühlen und Emotionen befreien, können wir einen gesunden Geist sowie ein hohes Maß an geistiger Widerstandskraft gegen häufige psychische Erkrankungen wie Angstzustände, unkontrollierten Stress und Depressionen bewahren. Was umso wichtiger ist, weil diese, ohne Behandlung, über kurz oder lang auch unsere körperliche Gesundheit beeinträchtigen würden.

Körperliche Nahrung: Wie wir bereits wissen, erhalten wir unsere körperliche Energie aus der Nahrung, aus Eiweiß, Kohlenhydraten, Mineralien, Vitaminen und Fettsäuren, die in unserem

Verdauungssystem abgebaut werden. Als Teil unserer Stoffwechselfunktion werden diese Nährstoffe über das Blut in die Zellen transportiert. Mithilfe dieser Nährstoffe bringt Kapha neue Zellen hervor, während Vata Raum schafft, indem es die alten Zellen zerstört. Die Rolle von Pitta besteht darin, mit den Elementen Feuer und Wasser die Körperzellen zu erhalten und die natürliche Immunkraft im System aufrechtzuerhalten.

Die Tabelle im folgenden Kapitel gibt Ihnen einen Überblick, wie Sie Ihre Gesundheit relativ einfach verbessern können. Wenn Sie außerdem den Ernährungsplan befolgen, können Sie mit den Mitteln des Ayurveda Ihren Körper heilen oder die Symptome lindern, unter denen Sie derzeit vielleicht leiden.

In diesem Kapitel lernen Sie auch die medizinischen Eigenschaften jeder einzelnen Kraft und den Zusammenhang mit den sechs Geschmacksrichtungen im Ayurveda kennen. Dies ist wichtig, um zu verstehen, welche Rolle natürliche Lebensmittel bei der Verbesserung Ihrer Gesundheit und der ayurvedischen Art der Selbstheilung spielen.

Gesundheitsprogramm für eine stärkere Widerstandskraft

Bevor wir uns mit Lebensmitteln beschäftigen, möchte ich Sie mit den verschiedenen Stadien der Gesundheit und Immunkraft vertraut machen, die Sie durchlaufen werden, während Sie Lebensmittel zu Ihrer Medizin machen und die Empfehlungen gemäß Ihrer AVE befolgen. In einer Tabelle werden die Veränderungen erläutert, die Sie nach drei Wochen, drei Monaten, sechs Monaten und so weiter beobachten können, wenn Sie mit der für Sie besten pflanzlichen Nahrung an Ihrer Gesundheit arbeiten.

Das fünfstufige Programm zur Verbesserung der Gesundheit basiert auf meinen Forschungen auf dem Gebiet der pflanzlichen Heilnahrung und auf Erfahrungen, die ich in zwei Jahrzehnten als Ayurveda-Arzt mit Klienten auf der ganzen Welt gemacht habe. Weil jede Mahlzeit eine wichtige Rolle für die Wiederherstellung unserer Gesundheit spielen kann, sollten Sie die richtige Nahrung für Ihre aktuell vorherrschenden Elemente kennen und den Effekt auf Ihre Gesundheit in den fünf Programmphasen überwachen. Stellen Sie sich vor, dies sei der erste Tag Ihres Lebens und Ihre Gesundheit sei für den Rest Ihres Lebens davon abhängig, *was* Sie essen oder von nun an *nicht* mehr essen. Ein schönes Mantra, das Sie dazu im Kopf behalten könnten, lautet: »Essen ist meine natürliche Medizin und Gesundheit meine eigene Entscheidung.«

Neue Klienten fragen mich oft, welche Speisen und Getränke sie auf ihren täglichen Speiseplan setzen müssen, um gesünder zu werden. Ich rate ihnen, weniger darüber nachzudenken, was sie essen müssen, und mehr darüber, was sie *nicht* essen sollten. Viele Menschen auf dieser Welt werden heutzutage nicht wegen eines Mangels an Nahrung krank, sondern weil sie zu viel Ungesundes zu sich nehmen, das von Anfang an *Ama* (Toxine) erzeugt, die natürliche Funktion ihres Systems blockiert und in einem späteren Stadium Krankheiten verursacht. Daher empfehle ich Ihnen, Ihre ungesunden Ess- und Trinkgewohnheiten zu identifizieren und sie als ersten Schritt gegen gesunde Gewohnheiten auszutauschen.

Das Fünf-Stufen-Programm zur Verbesserung der Gesundheit

Stufe	**Dauer (vom Anfang)**	**Anzahl der Mahlzeiten (vom Anfang)**	**Vorteile für die Gesundheit**
1	Die ersten 3 Wochen	63	Sie verändern Ihre Gewohnheiten in Richtung Gesundheit.
2	3 Monate	270	Ihr Magen funktioniert gut, das erste Anzeichen guter Gesundheit.
3	6 Monate	540	Ihr Körper ist jetzt von verbliebenen Giftstoffen gereinigt.
4	2 Jahre	2160	Ihre Symptome sind verschwunden, ein Zeichen dafür, dass ein Heilungsprozess in Ihrem Körper in Gang gekommen ist.
5	7 Jahre	7560	Die Zellen Ihres Körpers wurden durch die Heilkraft der Natur ersetzt.

(Die Zahlen können natürlich je nach Anzahl der Tage, die ein Monat hat, geringfügig variieren. In der obigen Tabelle wird die Woche mit sieben und jeder Monat mit dreißig Tagen angesetzt.)

Stufe 1:

Die ersten drei Wochen der neuen Ernährungspraxis stellen für die meisten Menschen, die ihre Gesundheit verbessern möchten, die größte Herausforderung dar, weil es darum geht, alte ungesunde Gewohnheiten in neue gesunde zu verwandeln. Aber wenn Sie diese Herausforderung gemeistert haben, haben Sie tatsächlich mindestens dreiundsechzig gesunde Mahlzeiten (berechnet aus drei Hauptmahlzeiten pro Tag) zu sich genommen. Betrachten Sie dies als eine der größten Herausforderungen in Ihrem Leben und versuchen Sie, die Praxis beizubehalten, ohne sich davon abbringen zu lassen.

Stufe 2:

Nach Abschluss der zweiten Phase, also drei Monate nach Beginn des Programms, hat Ihr Körper ungefähr zweihundertsiebzig gesunde Mahlzeiten bekommen. Durch die Heilkraft der Ayurveda-Nahrung für Ihre vorherrschenden Elemente macht sich das erste Anzeichen von Gesundheit in Ihrem Körper bemerkbar: ein gut funktionierender Magen. Außerdem spüren Sie, dass Ihre Verdauung besser ist als je zuvor.

Stufe 3:

In der dritten Phase eliminiert Ihr Körper mithilfe der heilenden Nahrung die Giftstoffe, die sich in seinen Systemen angesammelt haben. Wenn man von drei Hauptmahlzeiten am Tag ausgeht, bekommt er in einem Zeitraum von sechs Monaten etwa fünfhundertvierzig gesunde Mahlzeiten gemäß der in ihm vorherrschenden Elemente, was dem System hilft, alle Kanäle zu reinigen und die Durchblutung des Körpers als Teil des Heilungsprozesses zu verbessern.

Stufe 4:
Diese dauert insgesamt bis zu zwei Jahren, in denen der Körper gut zweitausendeinhundert gesunde Mahlzeiten bekommt. Die meisten Langzeitsymptome verschwinden in dieser Zeit und Sie spüren, wie Ihr Körper allmählich seine Vitalität zurückgewinnt und Ihr Geist klarer und fokussierter wird.

Stufe 5:
Wenn Sie das Programm nach zwei Jahren weiterführen, beginnt die fünfte Phase, in der die Herausforderung zu Ihrem besten Freund wird, der Sie ermutigt, in Zukunft noch mehr Herausforderungen dieser Art anzunehmen. Dabei werden Sie von den Ergebnissen unterstützt, die Sie in den letzten Jahren erzielt haben. Am Ende des Gesundheitsprogramms hat Ihr Körper in sieben Jahren gut siebentausendfünfhundert Mahlzeiten bekommen, und die heilende Essenz der Nahrung hat dafür gesorgt, dass alte Zellen durch neue ersetzt wurden. Zu diesem Zeitpunkt sind Sie ein Neugeborenes mit einem neuen Körper und einem sauberen Geist, das wir in Kerala Kakajanmam nennen.

Als Einstieg in das fünfstufige Programm finden Sie zunächst anhand des Selbsttests Ihre aktuell vorherrschenden Elemente (AVE) heraus und suchen dann die dazu passenden Nahrungsmittel (Gemüse, Obst, Getreide, Nüsse, Saaten, etc.) in der Lebensmitteltabelle. Rezepte für Ihre AVE finden Sie in meinen Kochbüchern oder auf meiner Website. Dabei geht es nicht nur um Anregungen für die Erstellung eines gesunden Essensplans, sondern auch um die Sensibilisierung Ihrer Geschmacksknospen für die Sinfonie der sechs Geschmacksrichtungen der ayurvedischen Küche.

Essen, das Ihre Immunkraft stärkt

Hier werden Sie mit den sechs Geschmacksrichtungen des Ayurveda vertraut gemacht, wie sie den Nahrungsmitteln, die wir zu uns nehmen, und den Elementen, aus denen sie bestehen, eigen sind. Wenn wir verstehen, wie die sechs Rasas (Geschmacksrichtungen) die Kräfte beeinflussen, die unsere Konstitution bestimmen, können wir unsere Nahrung als natürliche Medizin betrachten, die uns zu Gleichgewicht und Gesundheit verhilft, statt Ungleichgewicht und Krankheit in unseren Systemen zu fördern.

Machen wir uns doch einmal bewusst, dass alle Lebewesen auf diesem Planeten, außer uns Menschen allein, mit natürlichen Nahrungsmitteln gesund bleiben, die sie medizinisch verwenden. Das Wissen darüber gewinnen diese vielen Lebewesen direkt aus der Natur und praktizieren es ein Leben lang, während wir Menschen versuchen, es Büchern zu entnehmen und in quadratischen Räumen zu praktizieren. Aber wenn wir Mutter Natur vollkommen vertrauen und sie mit Respekt behandeln, beginnt der Heilungsprozess unweigerlich (sowohl unter als auch auf unserer Haut).

Damit wir verstehen, wie wir Nahrungsmittel medizinisch verwenden können, definiert sie der Ayurveda als die Essenz der Natur, erkennbar an ihren sechs Geschmacksrichtungen süß, sauer, salzig, scharf, bitter und herb (adstringierend). Egal, ob es sich um Obst oder Gemüse, Nüsse oder Getreide handelt: Die Eigenschaften jedes Nahrungsmittels variieren, je nachdem, welche Elemente darin vorherrschen.

Beispielsweise werden Nahrungsmittel mit süßem oder salzigem Geschmack stark von den Elementen Erde und Wasser dominiert, und wenn wir sie zu uns nehmen, wird Kapha in unserem System auf natürliche Weise erhöht. Nahrung mit Kapha-Eigenschaften unterstützt den Körper, indem sie neue Gewebe hervorbringt, und gilt als gute Medizin, wenn sich zu viel Vata im System befindet. Vata ist nämlich eine die Gewebe zerstörende Kraft, die im Alter und bei Kälte einen großen Einfluss auf den Körper hat.

In Nahrungsmitteln mit saurem und würzig-scharfem Geschmack sind die Elemente Feuer und Wasser vorherrschend. Ihre Aufnahme kann Pitta im System auf natürliche Weise erhöhen. Nahrung mit Pitta-Eigenschaften hält sowohl das Verdauungssystem als auch das Heizsystem des Körpers aufrecht und unterstützt die Durchblutung und die Immunabwehr gleichermaßen.

In Nahrungsmitteln, die bitter oder herb (adstringierend) schmecken, dominieren die Elemente Luft und Äther. Sie wirken auf natürliche Weise Vata steigernd. Die meisten ayurvedischen Medikamente schmecken bitter und herb (adstringierend) und können Toxine aus den Systemen entfernen.

Um Ihre Gesundheit mit natürlich heilenden Fruchtpflanzen wie Getreide, Bohnen, Nüssen, Saaten sowie verschiedenen Obst- und Gemüsesorten verbessern zu können, erfahren Sie nun mehr über die sechs Geschmacksrichtungen. Deren Eigenschaften können Sie dann in einem täglichen Speiseplan berücksichtigen, der auch Ihre aktuell vorherrschenden Elemente einbezieht.

Süß

In der Natur hat alles, was wir als süß empfinden, mit Anziehung und Verbindung zu tun. Das Süße ist in jeder Blüte und jeder Frucht und dient der Fortpflanzung. Während der richtige Einsatz von natürlichen Süßigkeiten Selbstvertrauen, Zufriedenheit und Fröhlichkeit bringt, kann ihr übermäßiger Konsum hohe Ansprüche und Anhaftungen in unseren Beziehungen erzeugen. Süß ist wichtig, um gesundes Körpergewebe zu erhalten, aber im Übermaß führt es zu einer Überlastung unserer Systeme und zu Übergewicht und in einem späteren Stadium sogar zu Erkrankungen der Organe. Ein übermäßiger, länger währender Konsum kann die Funktionen der Bauchspeicheldrüse und der Milz stören. Auf der anderen Seite kann ein Mangel an süßer Nahrung zu Unterernährung führen, weil süße Nahrung auch stärkehaltig ist und Stärke benötigt wird, um neue Körperzellen zu bilden. Die meisten Getreidesorten sind von ihrem Grundcharakter her süß und eine natürliche Quelle für stärkehaltige Nahrung. Sie haben kalte Eigenschaften und steigern Kapha, während sie Pitta reduzieren und Vata ausgleichen. Die Elemente Erde und Wasser in süßer, stärkehaltiger Nahrung nähren das Körpergewebe und unterstützen den natürlichen Wachstumsprozess, was wiederum gut für Pitta- und Vata-Typen ist.

Heutzutage besteht eine der größten Bedrohungen für unsere Gesundheit in der Tat im übermäßigen Genuss von Süßigkeiten. Konzentrierter Zucker ist in den meisten Nahrungsmitteln enthalten, die im Supermarkt angeboten werden, und laut Ayurveda gilt Zucker als weißes Gift. Stellen Sie sicher, dass Sie Süßigkeiten nur aus natürlichen Quellen (nicht konzentriert oder bearbeitet) und entsprechend Ihrer aktuell vorherrschenden Elemente verwenden.

Sauer

Saure Nahrungsmittel sind die natürlichen Lieferanten von Säure, der flüssigen Form des Feuers, die das Verdauungssystem unterstützt und für die Aufrechterhaltung eines gesunden Stoffwechsels unerlässlich ist. Sie können jedoch schädlich für die Organe sein, wenn die Säure in unseren Körpersystemen einen bestimmten Wert überschreitet. Der optimale pH-Wert in unserem Körper liegt bei 7,30 bis 7,45 – etwas über 7. Hier besteht ein Säure-Basen-Gleichgewicht. Wenn der pH-Wert unter den neutralen Zustand von 7 fällt, ist der Säuregehalt im Körper höher, was Pitta verschärft und Schäden im Verdauungssystem verursacht, insbesondere in Leber und Gallenblase. Die körperlichen Symptome können Schuppenflechte, Ekzeme oder Migräne sein und langfristig zu Tumoren führen. Wenn der Säuregehalt in den Körpersystemen hoch ist, kann uns das auch mental beeinflussen und dazu führen, dass wir uns beispielsweise stark gestresst fühlen und in Beziehungen egoistisch werden. Wenn der pH-Wert hingegen über einen längeren Zeitraum ansteigt und damit sehr in den basischen Bereich geht, kann dies zu Verdauungsstörungen führen.

Dabei ist es wichtig zu wissen, dass einige Lebensmittel Ausnahmen von der Säure-Basen-Regel sein können. Zitrone ist zwar sauer, wird aber nach der Verdauung im Magen basisch. Auch bei Limetten, grünen Orangen und Trauben handelt es sich um saure Früchte, die nach der Verdauung basisch werden. Und einige Lebensmittel (etwa weißer Reis) sind in ihrer Haupteigenschaft nicht sauer, werden es aber nach der Verdauung im Magen.

Ayurveda betrachtet die Eigenschaften und Auswirkungen jedes Nahrungsmittels in drei Stufen: *Rasa, Virya* und *Vipaka*. Rasa ist die primäre Eigenschaft eines natürlichen Nahrungsmittels, die von unseren Geschmacksknospen als süß, sauer, salzig, scharf, bitter und herb empfunden wird. Virya ist die Dynamik, die dieses Nahrungsmittel im Körper entfaltet (seine abkühlende oder erhitzende Wirkung). Vipaka ist Rasa nach der metabolischen Transformation oder der Geschmack des betreffenden Nahrungsmittels nach der Verdauung im Magen. In ayurvedischen Rezepten ist jeweils von der Haupteigenschaft (Rasa) die Rede, also von der Eigenschaft, die ein Nahrungsmittel hat, bis es in den Magen gelangt. Aus diesem Grund werden saure Früchte als flüssige Form von Feuer eingestuft, als die Verdauung fördernde Säuren. Die meisten pflanzlichen Nahrungsmittel, die im Ayurveda eine Rolle spielen, sind im Virya- und Vipaka-Stadium basisch, auch wenn einige davon im Rasa-Stadium, also bis nach der Verdauung im Magen, sauer sind.

Außerdem ist es wichtig zu wissen, dass sich die Wirkung von Nahrungsmitteln auf den Körper auch aufgrund natürlicher Transformationen ändert. Saure Früchte wie Zitrusfrüchte oder fermentierte Lebensmittel fallen in diese Kategorie. Die meisten Früchte sind am Anfang sauer, werden süß, wenn sie reifen, und durch den Fermentationsprozess wieder sauer. Junge Trauben beispielsweise sind sauer und wachsen dann zu süßen Trauben heran. Durch den Fermentationsprozess verwandeln sie sich in Wein, der sowohl saure als auch süße Eigenschaften hat.

Obwohl Saures alle Funktionen des Gewebes fördert, kann zu viel davon die Funktion der Geschlechtsdrüsen beeinträchtigen. Dies ist einer der Gründe, warum ich Menschen mit mangelndem Sexualtrieb normalerweise rate, weniger Saures zu essen. Sauer ist von seinem Charakter her heiß und steigert Pitta. Es steigert auch Kapha, verringert aber die Vata-Kraft.

Salzig

Salzig ist eine der wichtigsten Geschmacksrichtungen für eine reibungslose Funktion der Gelenke und des Darms. Ein Mangel an Salz kann zu Verstopfung und Steifheit im Körper sowie zu einer negativen geistigen Einstellung führen. Obwohl die Elemente Erde und Feuer im Salz wie Abführmittel wirken und das Verdauungssystem unterstützen, kann ein übermäßiger Gebrauch von Salz über einen längeren Zeitraum die Funktionen der Nieren und Nebennieren beeinträchtigen. Übermäßiger Salzkonsum kann darüber hinaus den Blutdruck erhöhen und die Herzfunktion stören. Auf der geistigen Ebene kann er zu Gier und Unzufriedenheit führen.

Wenn ich individuelle Ernährungspläne für die Gäste in meinem Retreat entwerfe, empfehle ich manchmal, dem Essen jodiertes Meersalz hinzuzufügen, weil Jod eines der essenziellen Spurenelemente für die Funktion der Schilddrüsenhormone Thyroxin (T4) und Triiodthyronin (T3) ist. Es ist jedoch wichtig, Ihren individuellen Jodbedarf pro Tag zu ermitteln.

Da die Grundeigenschaften von Salz feucht, ölig, schwer und heiß sind, kann es Pitta und Kapha erhöhen, aber gleichzeitig Vata reduzieren. Obwohl kleine Mengen Salz die Verdauung fördern, kann es in großen Mengen Übelkeit oder Erbrechen verursachen. Bei Ayurveda-Behandlungen spielt Salz eine besondere Rolle, insbesondere bei den inneren Reinigungsanwendungen.

Scharf

In Südindien essen die meisten Menschen gern scharf. Ich hatte gewisse Schwierigkeiten, die einheimischen Köche in meinem Gesundheitszentrum in Kerala darin zu schulen, nicht zu scharfes

Essen für meine Gäste zuzubereiten. Noch immer erinnere ich sie oft daran, dass Feuer die Haupteigenschaft von scharfen wie von sauren Speisen ist und diese daher kontrolliert eingesetzt werden müssen, weil der Geist sonst von Ärger, Frustration und auf lange Sicht sogar von Hassgefühlen irritiert werden kann. Auf der anderen Seite kann das Fehlen von Schärfe die Verdauung verlangsamen und die Begeisterung mindern.

Weil Agni (das Feuerelement) für die Aufrechterhaltung des Immunsystems und des Stoffwechsels besonders wichtig ist, muss in der täglichen Ernährung für die richtige Menge an Gewürzen gesorgt werden, die den aktuell vorherrschenden Elementen der betreffenden Person entspricht. Während zu wenig Schärfe zu Verdauungsstörungen und langsamem Stuhlgang führen kann, kommt es durch übermäßigen Einsatz von scharfen Zutaten leicht zu Symptomen wie Sodbrennen.

Die Elemente Feuer und Luft in scharfen Speisen unterstützen allerdings den Stoffwechsel, indem sie das Verdauungsfeuer im System anfachen und die Körpertemperatur konstant halten, indem sie Wasser in Form von Schweiß freisetzen. Eine moderate Aufnahme von scharf schmeckenden Speisen regt den Lymphfluss an und fördert die Verdauung. Grundsätzlich kann man feststellen: Scharfes erhöht Pitta und Vata, aber es mindert Kapha.

Bitter

Als ich ein kleiner Junge war, brachte meine Großmutter mir bei, wie man Heilpflanzen mit den fünf Sinnen erkennt, besonders an ihrem Geschmack. Damals bemerkte ich, dass die meisten Heilpflanzen vor allem besonders bitter waren. Der bittere Geschmack hat den höchsten medizinischen Nutzen, gefolgt vom herben (adstringierenden) und vom scharfen. Wegen ihrer natürlichen Heilkraft verwendet der Ayurveda daher Blätter mit besonders bitteren Eigenschaften als Basis für Arzneimittel.

Der bittere Geschmack hat die gegenteilige Wirkung vom süßen. Bitteres entgiftet den Körper, indem es das Blut reinigt und Ama (Giftstoffe) aus dem System entfernt. Die kühlenden und entwässernden Eigenschaften der Elemente Luft und Äther im Bitteren steigern Vata, verringern jedoch Pitta und Kapha. Bitter beseitigt überschüssiges Fett aus unserem System und fördert die Durchblutung der Zellen, was wiederum zur Aufrechterhaltung der Immunkraft im Mikrosystem des Körpers beiträgt.

Die meisten basischen Lebensmittel haben auch eine bittere und herbe Geschmackskomponente. Obwohl Bitterstoffe einen hohen medizinischen Nutzen haben, kann ihre übermäßige Zufuhr die Funktion des Herzens verlangsamen und Traurigkeit und Depressionen hervorrufen, wenn die aktuell vorherrschenden Elemente und die Jahreszeit nicht berücksichtigt werden. Daher schlage ich bitteres Gemüse hauptsächlich für Vata-Typen vor; vor allem im Winter, der Jahreszeit, in der Vata einen großen Einfluss hat.

Da Bitterstoffe natürliche Entgiftungsmittel sind, gibt es nichts Besseres, als bitter Schmeckendes auf den täglichen Speiseplan derer zu setzen, die Übergewicht und Toxine reduzieren möchten, insbesondere Kapha-Typen. Auch Menschen, die Selbsthass und Groll hegen, sollten täglich bittere Nahrungsmittel zu sich nehmen, deren natürlich entgiftender Geschmack diese Gefühle verringern kann.

Herb (adstringierend)

Herb wirkt entzündungshemmend auf die Körpergewebe. Wenn Sie Entzündungen in Ihrem Körper reduzieren möchten, kann ich Ihnen empfehlen, Nahrungsmittel mit herbem Geschmack auf Ihren täglichen Speiseplan zu setzen (natürlich unter Berücksichtigung Ihrer aktuell vorherrschenden Elemente). Es ist aber zu beachten, dass übermäßiger Einsatz von herb Schmeckendem die Funktionen des Darms und des Rektums stören und Angst und Nervosität erzeugen kann.

Die meisten Gemüsesorten und pflanzlichen Nahrungsmittel verfügen über die Heilkraft der Natur, was am bitteren und herben Geschmack zu erkennen ist. Wie das Bittere verringert auch das Herbe Pitta und Kapha, während es Vata steigert. Die kühlenden und trocknenden Eigenschaften der Elemente Erde und Luft leiten überschüssiges Wasser ab, das Entzündungen und Schmerzen verursachen kann, wenn es sich ansammelt und zu lange im Gewebe verbleibt. Herb Schmeckendes verhindert auch, dass der Körper austrocknet, etwa durch zu starken Flüssigkeitsverlust beim Schwitzen und wenn starke Blutungen auftreten, wie während der Menstruation oder im Rahmen eines Wundheilungsprozesses. Deshalb können Pflanzen mit herb-bitterem Geschmack und guten Heileigenschaften wie etwa Aloe vera äußerlich oder innerlich angewendet werden, um Wunden zu heilen und Infektionen vorzubeugen.

Die sechs Rasas (Geschmacksrichtungen) und ihre Auswirkungen auf die drei Kräfte

Von jetzt an nehmen Sie das Essen mit der Zunge wahr und erspüren seine heilende Wirkung mit Ihren Geschmacksknospen. Sie werden die sechs Geschmacksrichtungen und ihre Auswirkungen auf Ihre Gesundheit verstehen lernen, indem Sie die entsprechenden Nahrungsmittel auf Ihren täglichen Speiseplan setzen. Wenn Sie beispielsweise unter den Symptomen von überschüssigem Kapha in Ihrem System leiden, sollten Sie wissen, welche der sechs Geschmacksrichtungen Sie vermeiden und welche Sie zu sich nehmen können. Der folgenden Tabelle entnehmen Sie, dass Kapha durch Süßes und Salziges sehr stark und durch Saures bis zu einem gewissen Grad erhöht wird. Bitter vermindert Kapha dagegen sehr stark. Herb und Scharf tut dies nur bis zu einem gewissen Grad. Dies bedeutet, dass Sie Süßes und Salziges meiden und Saures nur in Maßen zu sich nehmen, aber gleichzeitig einen hohen Anteil an Bitterem und häufig auch Herbes und Scharfes auf Ihren Speiseplan setzen sollten.

Sollten Sie ein Pitta- oder Vata-Ungleichgewicht haben und unter den entsprechenden Symptomen leiden, können Sie den Empfehlungen der Tabelle folgen und mehr oder weniger Nahrungsmittel mit dem jeweiligen Geschmack zu sich nehmen. Wenn Sie diesen Rat einfach täglich befolgen, werden Sie bemerkenswerte Veränderungen feststellen, die sich in Ihrer Gesundheit als ein hohes Maß an Immunkraft und Lebensenergie niederschlagen.

In der folgenden Tabelle werden die Symbole – (minus), – – (minus minus) und + (plus), + + (plus plus) verwendet, um deutlich zu machen, wie sehr jeder Geschmack jedes Element mit seinen Eigenschaften beeinflusst.

–	vermindert das Element minimal
– –	vermindert das Element maximal
+	steigert das Element minimal
+ +	steigert das Element maximal

Rasa (Geschmack)	**Kapha**	**Pitta**	**Vata**
Süß	+ +	– –	–
Sauer	+	+ +	–
Salzig	+ +	+	–
Scharf	–	+ +	+
Bitter	– –	–	+
Herb (adstringierend)	–	–	+ +

Die Wirkung der sechs Geschmacksrichtungen auf Körper und Geist

Jeder Geschmack innerhalb der sechs Geschmacksrichtungen hat einen Einfluss auf die Funktion unserer Systeme. Aus der ersten der folgenden Tabellen geht hervor, welche Auswirkungen ein Übermaß oder ein Mangel einer Geschmacksrichtung auf Körper und Geist hat. Die Tabellen sollen ein eher allgemeines Bewusstsein für den Einfluss von ayurvedischen Nahrungsmitteln auf Körper und Geist wecken. Wenn Sie jedoch spezifische körperliche oder geistige Symptome haben oder an einer Funktionsstörung eines Organs oder Systems leiden, können Sie den Einsatz dieser bestimmten Geschmacksrichtung steuern. Wenn Sie beispielsweise ein Problem mit der Funktion Ihres Magens oder Ihrer Speiseröhre haben, sollten Sie versuchen, scharf Schmeckendes zu vermeiden oder zu reduzieren. Wenn Sie dies drei Wochen lang machen, werden Sie einen positiven Unterschied in der Funktion der entsprechenden Organe sowie in Ihrem Gemütszustand bemerken.

Aus der zweiten Tabelle erfahren Sie mehr über die körperlichen oder geistigen Probleme, die durch den Mangel an einer der sechs Geschmacksrichtungen entstehen. Wenn Sie eines der dort aufgeführten Probleme haben, können Sie nach und nach den Geschmack, der Ihre Gesundheit verbessern kann, auf Ihren Speiseplan setzen und damit das Problem lösen. Aber achten Sie darauf, kleine Schritte zu machen und jeweils nur wenig neu einzuführen, weil dies für Ihren Magen wie für Ihren Geist ein Schock sein kann.

Übermaß einer Geschmacksrichtung	**Schwachpunkte im Körper**	**Gefühle und Emotionen**
Süß	Bauchspeicheldrüse und Milz	fordernd und klammernd in der Liebe
Sauer	Leber und Galle	Egoismus und Eifersucht
Salzig	Nieren und Nebennieren	Gier und Unzufriedenheit
Scharf	Magenschleimhaut und Lunge	Ärger und Hass
Bitter	Herz und Blutgefäße	Traurigkeit und Depression
Herb (adstringierend)	Darm und Mastdarm	Angst und Nervosität

Mangel einer Geschmacks-richtung	**Körperliche Folgen**	**Folgen auf geistiger Ebene**
Süß	Mangelernährung	Mangel an Selbstbewusstsein
Sauer	Gasbildung	Minderwertig-keitskomplex
Salzig	Verstopfung, verhärtetes Muskel-gewebe	negative Einstellung
Scharf	träge Verdauung	geringe Begeiste-rungsfähigkeit
Bitter	Ansammlungen von Giftstoffen und Fett, Fettleibigkeit	Selbsthass, Selbst-mordgefährdung
Herb (adstringierend)	Schmerzen und Entzündungen	tief gehende Angst

Das Immunsystem mit den heilenden Eigenschaften der drei Kräfte stärken

Da Sie nun wissen, wie sich unterschiedliche Geschmacksrichtungen auf Körper und Geist auswirken, ist es an der Zeit, die heilenden Eigenschaften von Nahrungsmitteln anhand der drei Kräfte zu untersuchen, die von den fünf Elementen gebildet werden. In diesem Kapitel erfahren Sie mehr über den therapeutischen Wert jeder Kraft, wo sie zu finden ist sowie über die Wirkung, die sie unter Berücksichtigung der bei Ihnen aktuell vorherrschenden Elemente auf Ihren Körper hat.

Wie in unseren Körperzellen sind in jedem Gemüse oder Getreide, jeder Frucht oder Nuss auf der Mikroebene die Eigenschaften der fünf Elemente Erde, Wasser, Feuer, Luft und Äther enthalten. Und obwohl immer alle Elemente gleichzeitig vorhanden sind, wird jedes Nahrungsmittel von einer bestimmten Kombination von Elementen dominiert. Wenn wir dieses Nahrungsmittel nun essen, erhöht es das Niveau der entsprechenden Elemente oder verringert das Niveau der gegenteiligen Elemente in unserem Körper mit dem Ergebnis, dass die entsprechende Kraft gesteigert oder vermindert wird.

Wenn Sie die grundlegenden Eigenschaften der drei Kräfte in Ihrem Essen erkennen, können Sie Ungleichgewichte in jeder Kraft korrigieren, indem Sie Nahrungsmittel mit gegenteiligen Eigenschaften als Mittel gegen die unausgeglichene Kraft einsetzen.

Wenn Sie beispielsweise einen Überschuss an Vata haben, können Sie Nahrung, die Kapha steigert, als Heilmittel verwenden, um Ihr Vata zu reduzieren und umgekehrt. Nach dieser Theorie ist eine Avocado ein Heilmittel für Vata, weil sie Eigenschaften hat, die erdend, schwer, fettig und nahrhaft sind, und weil sie Kapha steigert, was wiederum Vata reduziert. Hier sehen Sie, dass dieselbe Frucht zwei entgegengesetzte Wirkungen hat. Auf der einen Seite steigert sie Kapha, auf der anderen reduziert sie Vata. Indem Sie lernen, wie Sie die Eigenschaften jedes Lebensmittels bei verschiedenen Erkrankungen nutzen können, werden Sie zu Ihrem eigenen Apotheker und machen Ihre Küche zum Labor, in dem Sie täglich Heilmittel für sich und Ihre Familie zubereiten.

Eine detaillierte Untersuchung des therapeutischen Werts jeder einzelnen Kraft hilft Ihnen, körperliche Beschwerden zu behandeln, indem Sie sich die Eigenschaften der einen Kraft gegen die andere (unausgeglichene) Kraft zunutze machen. Dies ist eine der einfachsten Möglichkeiten, die drei Kräfte der Natur kennenzulernen und ausgleichend einzusetzen.

Um ein tieferes Verständnis zu erhalten, schauen wir uns zunächst die Eigenschaften der drei Kräfte im Vergleich miteinander an.

Vata	kalt	leicht	trocken
Pitta	heiß	leicht	feucht, saftig
Kapha	kalt	schwer	feucht, saftig

Heilende Eigenschaften von Kapha

Wenn alte Zellen durch Vata zerstört werden, werden sie durch neue Zellen ersetzt, die durch die Kraft von Kapha erzeugt werden, und zwar mithilfe der aus dem Essen aufgenommenen Nährstoffe. Daher wächst unser Körper mit dieser Kraft, die von den Elementen Erde und Wasser gebildet wird.

In der Regel haben Kapha steigernde Nahrungsmittel erdende und kühlende Eigenschaften, weil sie beispielsweise reich an Kohlenhydraten und essenziellen Fetten sind. Die meisten Nüsse, Bohnen und Körner haben Kapha-Eigenschaften und unterstützen den Körper bei der Erzeugung neuer Gewebe und beim Wachstum.

Nahrung, in der Kapha dominiert, ist gut dazu geeignet, die beiden anderen Kräfte auszugleichen, beispielsweise wenn durch verstärktes Pitta überschüssige Wärme erzeugt wird oder um Vata in Lebenslagen zu kontrollieren, in denen die Elemente Luft und Äther den Körper höchst zerbrechlich und den Geist ungeerdet machen. Wenn wir die Kapha-Nahrungsmittel jedoch nicht maßvoll konsumieren, kann dies zu Fettleibigkeit und damit verbundenen Symptomen führen, weil die Körpermasse erhöht und ein depressiver Geist erzeugt wird. Dies bedeutet, dass Kapha-Nahrungsmittel zwar heilende Eigenschaften haben, aber wenn wir sie nicht unter Berücksichtigung unseres gegenwärtigen Gesundheitszustands einsetzen, kann es zu Problemen mit ihren Erde und Wasser vermehrenden Auswirkungen kommen.

Nicht nur Menschen mit Übergewicht, sondern auch solche mit Herzproblemen, Asthma oder Bronchitis müssen Kapha steigernde Nahrung reduzieren, um zu einer besseren Funktion des Kreislauf- und Atmungssystems zu gelangen.

In der Regel handelt es sich bei Speisen, die einen süßen, schweren, ölig-klebrigen und kalten Charakter haben, um Kapha steigernde Speisen.

Schauen wir uns die drei wichtigsten medizinischen Eigenschaften von Kapha genauer an:

1. Schmierend

Eigenschaften: ölig, fettig, schmierend

Beispiele: Avocado, Nüsse mit hohem Fettgehalt

Nutzen: Erhält die Elastizität der Haut und schmiert die Systeme im Körper.

Die *Ayurveda-Sicht:* Bei einem Überschuss an Vata trocknet das Element Luft das Feuchte und Ölige in den Systemen aus, was zu mehr Trockenheit im Gewebe führt. Der Mangel an Fettsäuren behindert außerdem die Funktion der Talgdrüsen und führt zu Trockenheit der Haut, der Haare und der Nägel, die schließlich brüchig werden und Anzeichen vorzeitiger Alterung zeigen. Zu viel Vata macht auch das Gesicht trocken und hart, wenn die Nahrung kein Fett enthält. Um den Vata-Überschuss auszugleichen, ist es wichtig, Kapha auf den Speiseplan zu setzen, sprich fetthaltige Nahrungsmittel, um Trockenheit und Schmerzen zu vermeiden, die durch mangelnde Schmierung im Körper verursacht werden.

2. Kühlend und beruhigend

Eigenschaften: beruhigend, gesättigt, kalte Eigenschaften

Beispiel: Kokosöl

Nutzen: Verleiht Festigkeit und wirkt kühlend und beruhigend.

Die Ayurveda-Sicht: Kapha steigernde Nahrung ist in Lebenslagen mit zu viel Vata und Pitta auf der körperlichen oder mit zu viel Pitta auf der geistigen Ebene besonders wichtig. Essen mit Kapha-Eigenschaften ist gut für Menschen, die eher untergewichtig sind.

Allerdings sollten Sie, wenn Sie Vata mit kühlenden Kapha-Speisen behandeln, darauf achten, dass diese erhitzt werden müssen, um ihren kalten Eigenschaften entgegenzuwirken. Der angemessene Einsatz von Kapha steigernder Nahrung kann die mentalen Eigenschaften Geduld und Stabilität fördern und zum Stressabbau beitragen.

3. Nährend

Eigenschaften: süß, schwer, erdend, pflegend
Beispiele: Reis, Süßkartoffeln
Nutzen: Erzeugt neue Zellen und reduziert die Oxidation.
Die Ayurveda-Sicht: Wenn wir unseren Körper nicht rechtzeitig mit Kapha-Eigenschaften versorgen, altern unsere inneren und äußeren Organe schneller (die Vata-Kraft zerstört die Zellen und fördert damit den natürlichen Alterungsprozess). Beispielsweise verliert unser Körper durch Vata normalerweise durchschnittlich fünfzig bis hundertdreißig Haare am Tag. Um die bestehende Haardichte aufrechtzuerhalten, muss das System mit den Eigenschaften von Kapha genährt werden. Wenn der Körper Anzeichen von zu viel Vata oder Pitta zeigt, verliert er mehr Haare als normal, und wenn dann nicht mit Kapha für Ausgleich gesorgt wird, wird das Haar schütter. Das Gleiche gilt für die Zerstörung und Erzeugung von Hautzellen und anderem Körpergewebe. Zu wenig Kapha verursacht auch geistige Probleme wie Konzentrationsschwäche, Schlafstörungen, unbegründete Gefühle, große Unruhe und Stress. Um solche Symptome zu vermeiden, sollten Sie für eine reichhaltige Auswahl an Kapha-Nahrungsmitteln auf Ihrem Speiseplan sorgen. Bei Kapha-Überschuss sollten Sie Kapha steigernde Nahrungsmittel natürlich meiden oder zumindest reduzieren, besonders dann, wenn Pitta und Vata im System kaum vorhanden sind.

Heilende Eigenschaften von Pitta

Nahrungsmittel mit Pitta-Eigenschaften haben einen feuchten, leichten und/oder scharfen Charakter und halten Agni (das Feuer) im Verdauungssystem. Die meisten Gewürze fallen in diese Kategorie. Das richtige Maß dieser Verdauungshilfen im Essen kann den Stoffwechsel fördern und die Immunkraft verbessern. Pitta-Nahrungsmittel sind in Situationen mit zu viel Kapha oder zu wenig Vata erforderlich. Dann unterstützen ihre sauren Eigenschaften die Verdauung und bringen diese Kräfte ins Gleichgewicht. Wenn jedoch bereits zu viel Pitta im System ist, können sie zu Übersäuerung mit den entsprechenden Symptomen führen.

Unser Magen ist die Küche unseres Körpers, und die Säuren in unserem Verdauungssystem wirken wie das Feuer, das für die Zubereitung der Speisen in der Küche erforderlich ist. Stellen Sie sich vor, was passiert, wenn das Feuer in der Küche zu stark brennt und außer Kontrolle gerät. Das ganze Haus kann abbrennen. Gleiches gilt, wenn das Feuerelement in unserem Körper seine Grenzen überschreitet. Durch die überschüssige Hitze können unsere Organe Probleme bekommen, auf der Haut können sich Ekzeme oder Schuppenflechte bilden, im Verdauungssystem kann es zu Problemen mit Übersäuerung und Sodbrennen kommen, und noch viele andere körperliche und geistige Symptome können durch einen Überschuss an Säure im System ausgelöst werden.

Da wir aber alle ein Minimum an Feuer im Körper brauchen, um mit einem guten Stoffwechsel und einer starken Immunkraft unsere Gesundheit aufrechtzuerhalten, müssen wir Pitta erhöhende Nahrungsmittel verstehen und sie entsprechend unserem gegenwärtigen Gesundheitszustand auf den Speiseplan setzen. Wenn wir eine langsame Verdauung, also nicht genügend Feuer im System haben, müssen wir Nahrung zu uns nehmen, die Pitta steigert. Und wenn wir unter einer Übersäuerung unseres Verdauungssystems und seinen negativen Auswirkungen auf Körper und Geist leiden, müssen wir Pitta erhöhende Nahrungsmittel reduzieren oder sogar eliminieren.

Schauen wir uns die drei wichtigsten medizinischen Eigenschaften von Pitta genauer an:

1. Hält den Stoffwechsel aufrecht
Eigenschaften: scharf, säurehaltig
Beispiele: Pfeffer, Ingwer, Zitrusfrüchte
Nutzen: Fördert die Verdauung.
Die Ayurveda-Sicht: In der Regel ist Pitta steigerndes Essen scharf und säurehaltig. Wie ein gut gehütetes Feuer in der Küche bleiben die Pitta-Eigenschaften allerdings an bestimmten Orten, nämlich als Verdauungssäuren auf der Zunge, im Magen, in der Bauchspeicheldrüse und in der Leber, wo sie die Verdauung unterstützen. Bei kalten Außentemperaturen sollten Vata- und Kapha-Typen Nahrungsmittel mit Pitta-Eigenschaften zu sich nehmen, um der Kälte entgegenzuwirken. Auf der anderen Seite sollten Pitta-Typen bei warmen Außentemperaturen besonders darauf achten, dass Nahrungsmittel mit Pitta-Eigenschaften die heißen Eigenschaften im Blut nicht noch erhöhen, denn das könnte zu Problemen führen, deren Symptome sich in verschiedenen Hauterkrankungen zeigen. Daher ist es wichtig, bei der Auswahl Ihrer Nahrungsmittel auch die Außentemperatur zu berücksichtigen. Menschen mit Verdauungsproblemen wie Verstopfung oder Durchfall sollten Pitta steigernde Speisen und Getränke meiden. Normalerweise leiden Pitta-Typen unter Übersäuerung im Magen und Dehydration im Dickdarm, was beides auf übermäßige Hitze und Säuren im Verdauungssystem zurückzuführen ist. Wenn dieser Umstand länger anhält, kann er zu Magengeschwüren führen. Kapha-Typen hin-

gegen neigen zu einer langsamen Verdauung, die mit Pitta-Eigenschaften ins Gleichgewicht gebracht werden muss.

2. Schützt gegen bakterielle Infektionen

Eigenschaften: sauer, feucht, säurehaltig

Beispiele: Zitrusfrüchte, Trauben

Nutzen: Schützt die Haut vor bakteriellen Infektionen.

Die Ayurveda-Sicht: Die Qualität der Haut ändert sich je nachdem, welche Elemente vorherrschen. Wenn die dominierende Kraft einer Person Kapha ist, ist die Gefahr, dass sie trockene Haut bekommt, äußerst gering. Wenn Vata dominiert, ist diese Gefahr sehr hoch. Die Haut elastisch zu halten, ist einer der Hauptgründe, warum Vata-Typen dringend empfohlen wird, Kapha- und Pitta-Nahrung zu sich zu nehmen. Viele natürliche Hautpflegeprodukte werden übrigens deswegen aus bestimmten Gewürzen und Früchten hergestellt, weil diese antibakterielle Eigenschaften haben. Mithilfe von Pitta wird die Produktion der Talgdrüsen angeregt, was die Haut vor Infektionen von außen schützt. Talg enthält nämlich nicht nur Fett, sondern auch Säuren. Diese schützen vor bakteriellen Infektionen; das Fett wiederum hält die Haut elastisch. Durch den Einsatz chemischer Shampoos und Seifen wird die natürliche Feuchtigkeit des Talgs oft ausgewaschen, was zu Problemen wie zusätzlicher Trockenheit und schneller Alterung der Haut führt.

3. Fördert die kardiale Gesundheit

Eigenschaften: würzig-scharf, verdünnend, leicht

Beispiele: Chili, schwarzer Pfeffer, rohe Zwiebeln

Nutzen: Senkt den Cholesterinwert und verbessert die kardiale Gesundheit.

Die Ayurveda-Sicht: Speisen mit Pitta- und Vata-Eigenschaften werden Menschen, bei denen Kapha dominiert, aufgrund ihrer leichten und verdünnenden Eigenschaften dringend empfohlen. Sie helfen Kapha-Typen, die Fettmoleküle im Blut wegzuschmelzen und hohen Blutdruck ebenso zu regulieren wie den Cholesterinwert, was wiederum der Gesundheit des Herz-Kreislauf-Systems förderlich ist und seine Lebensdauer erhöht. Wenn bei einer Person Pitta die dominierende Kraft ist, erhöht übermäßiger Konsum von Pitta steigernder Nahrung den Säuregehalt im Blut. Durch die überschüssige Hitze wird das Blut dünner und der Blutdruck sinkt häufig auf ein so niedriges Niveau, dass die Immunabwehr der weißen Blutkörperchen geschwächt wird. Dies ist ein Grund dafür, dass Pitta-Typen anfälliger für Infektionen sind als die beiden anderen Typen.

Heilende Eigenschaften von Vata

Die Vata-Kraft teilt jeweils eine ihrer physikalischen Eigenschaften mit Pitta (leicht) und eine mit Kapha (kalt). Wenn wir also Vata-Eigenschaften einsetzen möchten, um ein Pitta- oder Kapha-Ungleichgewicht auszugleichen, konzentrieren wir uns auf die Eigenschaften, die der unausgeglichenen Kraft entgegengesetzt sind.

Nahrungsmittel mit Vata-Eigenschaften haben in der Regel einen bitteren und herben Charakter. Während das Bittere entgiftet, wirkt das Herbe entzündungshemmend. Wie weiter vorne im Buch erwähnt, haben Vata-Nahrungsmittel die physikalischen Eigenschaften trocken, leicht und kalt. Während die ersten beiden Eigenschaften (trocken und leicht) Kapha ausgleichen, wirken die erste und die dritte Eigenschaft (trocken und kalt) ausgleichend auf Pitta.

Wenn man Ayurveda praktiziert, sollte man die Eigenschaften jedes einzelnen Lebensmitteltyps kennen, um entsprechende Symptome behandeln oder verhindern zu können. Die Logik dahinter ist sehr einfach zu verstehen. Wenn eine Kraft aus dem Gleichgewicht gerät, setzen Sie die anderen, gegenteiligen Kräfte ein und wirken dem entgegen.

Entzündungshemmende und entgiftende Lebensmittel mit Vata-Eigenschaften (unter Berücksichtigung der aktuell vorherrschenden Elemente eines Menschen) wirken als Heilmittel gegen Entzündungen und sie beseitigen Toxine, die sich im Körper angesammelt haben.

Unser Körpersystem ist auf zügige Reinigung von dem aus der Luft, dem Wasser und den Nahrungsmitteln stammenden Ama angewiesen. Die meisten Pflanzen und Gemüse haben die heilende Eigenschaft, Entzündungen der Muskeln und des Gelenkgewebes zu absorbieren und den giftigen Inhalt aus den Kanälen zu entfernen.

Schauen wir uns die drei wichtigsten medizinischen Eigenschaften von Vata genauer an:

1. Entzündungshemmend

Eigenschaften: bitter, trocken, entgiftend

Beispiele: Bockshornklee, Neemblätter

Nutzen: Hilft, Entzündungen abklingen zu lassen.

Die Ayurveda-Sicht: Wenn sich im Körpergewebe überschüssige Flüssigkeit und Giftstoffe angesammelt haben, sollten Nahrungsmittel mit trockenen Eigenschaften konsumiert werden. Trockene Nahrungsmittel sind meist bitter im Geschmack und wirken aufgrund ihrer natürlichen Eigenschaften entgiftend. Sie helfen dem Körper, überschüssiges Wasser und Giftstoffe loszuwerden. Menschen, bei denen Kapha dominiert, sollten den Tag mit Nahrungsmitteln beginnen, die reich an Vata-Eigenschaften sind, um das System zu entgiften und die überschüssigen Flüssigkeiten zu beseitigen, die sich auf Zellebene angesammelt haben.

2. Gewicht reduzierend

Eigenschaften: herb, leicht, entzündungshemmend

Beispiele: Teeblätter, roher Apfel, Granatapfel

Nutzen: Reduziert im Gewebe gespeichertes Wasser und Fett.

Die Ayurveda-Sicht: Ein großer Teil unseres Körpers (bis zu fünfundsiebzig Prozent des Körpergewichts bei Erwachsenen) besteht aus Wasser, das unsere Organe vor Austrocknung und Oxidation schützt. Ein Überschuss an Wasser und Fett kann jedoch zu Schleimbildung, Verstopfung im System und allgemeiner Schwere des Körpers führen. Kapha-Typen speichern besonders viel Wasser und Fett im Körper. Das verleiht ihrer Haut Feuchtigkeit und lässt sie weniger schnell altern. Überschüssiges Wasser kann jedoch gesundheitliche Probleme verursachen, insbesondere in der Lunge und im Hals. Die entzündungshemmende Wirkung von Speisen und Getränken mit Vata-Eigenschaften kann den Wasser- und Fettgehalt im Gewebe nun verringern und auch zu einer Verringerung der Körpermasse beitragen. Eine leichte Diät wird empfohlen, um Übergewicht zu reduzieren und unnötige, oftmals zu Herzproblemen führende Fettansammlungen zu vermeiden.

3. Haut heilend

Eigenschaften: bitter, herb, kalt

Beispiel: Aloe vera

Nutzen: Heilt Hautprobleme wie Ekzeme und Schuppenflechte.

Die Ayurveda-Sicht: Die meisten Vata-Nahrungsmittel haben kalte Eigenschaften, mit denen die heißen Pitta-Symptome behandelt werden können. Beispiele für Symptome von zu viel Pitta, die seit

Jahrhunderten mit den Eigenschaften von Vata behandelt werden, sind Hautprobleme wie Schuppenflechte und Ekzeme. Beispielsweise kann das Fruchtfleisch von Aloe vera äußerlich auf dem infizierten Bereich angewendet werden. Das Trinken des Saftes kann Symptome wie Magengeschwüre oder Übersäuerung im Magen heilen, wenn die richtige Ernährung und Lebensweise beibehalten und auf die aktuell vorherrschenden Elemente abgestimmt werden.

Nahrung als Medizin – kaufen, kochen, essen

Ein gesundes Leben zu beginnen bedeutet, neue tägliche Gewohnheiten zu etablieren und ein Bewusstsein für die eigene Gesundheit zu entwickeln, wobei Lebensmittel eine wichtige Rolle spielen. Wir sollten genügend Zeit investieren, um gute Nahrung zur Erhaltung unserer natürlichen Gesundheit zu finden. Außerdem sollten wir den drei Bereichen Einkaufen, Kochen und Essen besondere Aufmerksamkeit schenken.

Klug einkaufen

Denken Sie daran, wenn Sie das nächste Mal einen Supermarkt betreten: Was im Laden steht, soll verkauft werden, muss aber nicht gekauft werden. Deshalb geht es für Sie darum, Lebensmittel auszuwählen, die für Ihren gegenwärtigen Gesundheitszustand am besten geeignet sind. Aber wie kann das funktionieren, wenn Hunderte von Produkten im Regal stehen? Sie müssen auf jeden Fall logisch und klug vorgehen und, basierend auf dem Wissen, das Sie durch Beschäftigung mit dem Ayurveda gewonnen haben, die Tatsache bedenken, dass neunundneunzig Prozent der im Laden angebotenen Produkte nicht gut für Sie sind. Um das beste Essen für Ihr Körper-Geist-System zu finden – das eine Prozent, das Ihrer normalen Einkaufswahrnehmung verborgen bleibt –, können Sie meine Nahrungsmittelliste zurate ziehen. Ihr können Sie entnehmen, was für Ihre aktuell vorherrschenden Elemente das Beste ist und entsprechend einkaufen. Um sicherzustellen, dass Sie die besten Nahrungsmittel aus der besten Quelle kaufen, müssen Sie aber einige Dinge überprüfen, bevor Sie die Waren in Ihren Einkaufswagen legen.

1. Den Einkauf planen: Dieser Schritt hilft Ihnen, ein paar Tage oder sogar eine Woche vorauszuplanen, was Sie essen und trinken möchten, und Ihre gesunden und ungesunden Gewohnheiten im Auge zu behalten. Ich empfehle Ihnen, einen Speiseplan für jede Woche in ein Notizbuch zu schreiben und herauszufinden, welche Art von Nahrungsmitteln Sie vermehrt und welche Sie seltener oder gar nicht mehr einkaufen sollten. Als nächsten Schritt können Sie Ihre Liste an Ihre AVE anpassen, um die Elemente auszugleichen.
2. Für die Gesundheit kaufen, nicht für die Sucht: Dies ist in unserer Gesellschaft ein anspruchsvolles Unterfangen. Meistens kaufen wir nicht das ein, was unser Körper braucht, sondern das, zu dem sich unser Geist hingezogen fühlt. Wenn ich mir die Ernährungsgewohnheiten einiger meiner Klienten ansehe, die aufgrund dessen, was sie essen und trinken, ständig mit gesundheitlichen Problemen zu kämpfen haben, stelle ich fest, dass viele von ihnen nicht einmal erkennen, dass sie eine Sucht (oder mehrere) haben, die ihre Einkaufsgewohnheiten diktiert.
3. Herkunft prüfen: Die Frage nach dem Ursprung des Lebensmittels ist eine der wichtigsten, die gestellt werden muss. Sie erhalten den bestmöglichen Nährwert aus Nahrungsmitteln, die in Ihrer Nähe angebaut und auf kürzestem Weg in den Laden transportiert werden. Denken Sie daran, dass die meisten Lebensmittel, die einen langen Weg zurücklegen müssen,

um auf Ihrem Teller zu landen, nur dank diverser Konservierungsmittel frisch und attraktiv bleiben. Dies ist zwar gut für den Laden, weil die Auslage dadurch frisch aussieht, aber nicht gut für Ihren Magen, der die Chemikalien verdauen muss, die anschließend in Ihrem System verteilt werden. Wenn Sie also Obst oder Gemüse kaufen, stellen Sie sicher, dass es nach der Ernte nicht lange gereist ist. Oder anders ausgedrückt: Versuchen Sie, lokale Landwirte und Lebensmittellieferanten zu unterstützen, indem Sie Ihren Produkten Vorrang geben. Dies erhält nicht nur Ihre Gesundheit, sondern schont auch die Umwelt, weil durch den Transport kein CO_2 und sonstige Schadstoffe entstehen.

4. Erst die Gesundheit, dann die Angebote: Wir glauben zwar, dass wir in einer Gesellschaft leben, in der die Verbraucher über den Kauf entscheiden, aber das stimmt nicht. Meistens wird unser Gehirn durch die Marketingstrategien der multinationalen Unternehmen manipuliert, die tatsächlich über unsere Konsumgewohnheiten bestimmen. Daher füllen wir unseren Einkaufswagen oft mit mehr als nötig und konsumieren dann auch mehr, als wir sonst konsumieren würden. Hier müssen wir unsere Intelligenz nutzen und uns fragen, ob wir diese Produkte wirklich brauchen oder ob wir sie eher kaufen, weil sie im Angebot sind. Dies ist besonders wichtig, wenn es um Lebensmittel geht, da es meistens eher die ungesunde, industriell hergestellten Lebensmittel sind, die verlockend angeboten werden und die der Kunde dann kauft, ohne viel nachzudenken.
5. Suchtmittel im Einkaufswagen: Jede der sechs Geschmacksrichtungen hat ihre spezifischen Eigenschaften und ihr jeweils richtiger Einsatz führt zu guter Gesundheit und Vitalität. Wenn wir jedoch eine davon in unseren täglichen Ess- und

Trinkgewohnheiten überbetonen, kann dies zu ernsthaften gesundheitlichen Problemen führen. Beispielsweise ist Süß eine Geschmacksrichtung, die in unserer Gesellschaft oft missbräuchlich verwendet wird, weil wir uns durch ihre natürlichen Eigenschaften glücklich und geliebt fühlen. Aber wenn wir die Süßigkeit essen, um unser Herz mit Liebe und den damit verbundenen Gefühlen zu füllen, werden wir irgendwann süchtig nach diesem Geschmack, was alles noch schlimmer macht, und irgendwann leiden wir unter Müdigkeit, Depressionen oder verwandten Problemen wie Diabetes Typ 2, schwacher Immunkraft und Fettleibigkeit.

Wenn wir nun einen Geschmack wie salzig oder scharf oder sauer oder von mir aus auch bitter im Übermaß konsumieren, ist das Szenario ähnlich, wenn auch mit anderen Auswirkungen auf Körper und Geist. Denn wie Sie weiter oben erfahren haben, verstärkt süß die Kraft von Kapha, scharf und sauer verstärken Pitta und bitter verstärkt Vata.

6. Die Lebensmittelindustrie profitiert von unserer Unwissenheit: »Wissen ist der wertvollste Reichtum«, sagt ein Sprichwort, und wenn es um Lebensmittel geht, ist das absolut wahr. Viele Krankheiten dringen über zu uns genommene Speisen und Getränke in unseren Körper ein oder entstehen durch sie im System. Und meistens erkennen wir nicht, was in den Lebensmitteln enthalten ist, die wir im Geschäft kaufen. Wenn Sie kein Landwirt sind, der isst, was er auf seinem eigenen Feld angebaut hat, können Sie sich natürlich nie ganz sicher sein. Sie können jedoch mehr über die Inhaltsstoffe verpackter Lebensmittel erfahren, wenn Sie beim Einkauf etwas Zeit investieren. In den USA werden Lebensmittelzusatzstoffe von der FDA (Food and Drug Administration) kontrolliert und mit ihren chemischen Namen auf der Packung angegeben. In Eu-

ropa werden sie von der EFSA (European Food Safety Authority) reguliert und auf den Packungen als E-Nummern angegeben. Wenn Sie das nächste Mal ein verpacktes Lebensmittel kaufen, können Sie auf der Rückseite der Packung nachlesen, wie viele mit E-Nummern gekennzeichnete Zusatzstoffe darin enthalten sind. Die folgende Tabelle hilft Ihnen, jeden Code der entsprechenden Kategorie zuzuordnen:

E-Nummern laut Verzeichnis der EFSA auf einen Blick

E 100 bis E 199	Farbstoffe
E 200 bis E 299	Konservierungsstoffe
E 300 bis E 399	Antioxidantien und Säureregulatoren
E 400 bis E 499	Verdickungsmittel, Stabilisatoren, Emulgatoren
E 500 bis E 599	Säureregulatoren, Rieselhilfen
E 600 bis E 699	Geschmacksverstärker
E 700 bis E 799	Antibiotika
E 900 bis E 999	Überzugsmittel, Gase und Süßungsmittel
E 1000 bis E 1599	sonstige Zusatzstoffe

Obwohl die meisten Zusatzstoffe bis zu einer bestimmten Menge als sicher zertifiziert sind, gibt es für die Kombinationen dieser Chemikalien und ihre Reaktionen in unserem Körper-Geist-System sowie ihre Nebenwirkungen noch keinen Nachweis. Wenn Sie sich die lange Liste von Zusatzstoffen ansehen und sich vorstellen, wie diese langsam in unser System eindringen, verstehen Sie sicher, warum ich Ihnen empfehle, Möglichkeiten zu finden, um direkt aus der Natur zu essen und so viel wie möglich bei Ihrem nächsten Landwirt zu kaufen. Gleichzeitig verstehe ich natürlich, dass wir in einer Gesellschaft leben, in der es schwierig ist, Lebensmittel direkt aus der Natur zu bekommen, und wir in gewissem Maße auf verpackte Lebensmittel angewiesen sind. Wie können wir also verhindern, dass Zusatzstoffe in unseren Magen gelangen? Mein Vorschlag ist, dass Sie den Text auf der Packung immer ganz genau lesen und nur die Lebensmittel kaufen, die keine oder nur sehr wenige Zusatzstoffe enthalten. Ich persönlich versuche in den seltenen Fällen, in denen ich ein Lebensmittel kaufen muss, das ohne Verpackung nicht zu haben ist, das mit den wenigsten E-Nummern zu kaufen. Ich kaufe kaum ein Produkt mit mehr als einem oder maximal zwei Zusatzstoffen.

Wenn Sie mich fragen, womit ich hauptsächlich meine Zeit verbringe und wofür ich mein Geld ausgebe, muss ich sagen, dass ich in jeder neuen Stadt, die ich besuche, am liebsten Zeit mit der Suche nach gesunden Lebensmitteln verbringe. Neben der Entdeckung lokaler Produkte bin ich auch daran interessiert, mir die Verhaltensmuster der anderen Käufer im Laden anzuschauen. Dabei kann man drei Persönlichkeitstypen unterscheiden, und zwar schon, wenn sie den Laden betreten und ihren Einkaufskorb auswählen. Normalerweise nehmen sich die Kapha-Typen den größten Einkaufswagen, schieben ihn langsam vor sich her und studieren alles, was ihnen in den Weg kommt. Pitta-Typen betreten den Laden in Eile, greifen nach dem kleinsten Einkaufskorb, den man leicht tragen kann, und eilen zu den Regalen, als wüssten sie ganz genau, was sie in den Korb legen möchten. Die dritte Persönlichkeit, der Vata-Typ, braucht eine Weile, um sich zu entscheiden, nimmt dann aber eher den mittleren Plastikkorb auf Rädern, den man hinter sich herziehen kann, und wählt die Waren mehr oder weniger zufällig aus.

Offenbar folgen auch unsere Einkaufsgewohnheiten festen Mustern. Achten Sie also das nächste Mal, wenn Sie Lebensmittel einkaufen, auf Ihre eigenen Muster und stellen Sie sicher, dass Sie nicht zu viel oder zu wenig, aber genug kaufen – und das, was für Ihre aktuell vorherrschenden Elemente passend ist.

Gesund kochen

Kochen ist eine Heilkunst, und wenn wir verstanden haben, welche Art der Zubereitung von Speisen zu unserem aktuellen Gesundheitszustand passt, können wir sagen, dass unsere Küche unsere Apotheke ist. Sehen Sie Ihre Küche von nun außerdem an als Lagerraum für Ihre natürlichen Arzneimittel und sich selbst als Pharmakologen. Wie bereiten Sie mit diesem Bild vor Augen Ihre Mahlzeiten zu – Frühstück, Mittag- und Abendessen sowie die Snacks dazwischen?

Dabei sollte Sie natürlich Ihren gegenwärtigen Gesundheitszustand betrachten. Einfach eine Diät zu machen, die bestenfalls gesund ist, wahrscheinlich aber nur irgendeinem neuen Trend entspricht, kann die eigentliche Ursache Ihres Problems nicht verändern.

Denken Sie beim Erstellen Ihres Ernährungsplans daran, dass die Natur die ultimative Kraft hat, Ihre gesundheitlichen Probleme zu lösen, und dass Essen die lebenswichtige Medizin ist, die Sie immer wieder anpassen können, um Ihre Vitalität und Immunkraft ein Leben lang aufrechtzuerhalten. Wir sollten uns stets daran erinnern, dass wir Menschen uns von jeher mit der Kraft der Natur behandelt haben und volles Vertrauen in diese alten Heilwissenschaften hatten, bis wir vor ein paar Hundert Jahren unsere ersten heutigen Medikamente entwickelten. Wir haben immer noch viele Gemüse- und Getreidesorten, Früchte, Kräuter, Nüsse oder Hülsenfrüchte, die als Heilpflanzen geeignet sind, aber leider ist uns das entsprechende Wissen abhandengekommen, oder wir haben die traditionelle Weisheit unserer Vorfahren sogar abgelehnt. Wir können jedoch dahin zurückkehren und das Wissen zur Aufrechterhaltung unserer Gesundheit und Immunkraft reaktivieren.

Bevor Sie mit dem gesunden Kochen beginnen, bereiten Sie als Erstes Ihre natürliche Apotheke, das heißt Ihre Küche, entsprechend vor, indem Sie den Kühlschrank ausmisten. (Ja, ich meine heute! Sobald Sie mit dem Lesen dieses Kapitels fertig sind!) Schauen Sie sich genau an, was im Kühlschrank steht. In jedem einzelnen Fach. Betrachten Sie das Innere des Geräts als das künftige Innere Ihres Magens, die Wiege Ihrer Gesundheit oder Krankheit. Nehmen Sie mit diesem Gedanken im Hinterkopf das ganze ungesunde Zeug heraus und entsorgen Sie es. Denn inzwischen wissen Sie, dass das besser ist, als wenn es in Ihrem Magen landet. Danach können Sie Ihr Reinigungsprogramm fortsetzen, indem Sie sämtliche Küchenschränke durchsuchen. Lassen Sie sich Zeit. Stellen Sie vor allem sicher, dass die Begeisterung noch da ist, wenn Sie Ihre nächste Einkaufsliste machen. Sobald die Küche für das ganz große Gesundheitsexperiment bereit ist, können Sie sich erste Notizen machen und an die Kühlschranktür heften oder irgendwo in der Küche aufhängen. Sie können auch die Lebensmittelliste aus diesem Buch verwenden oder auf meine Website gehen und sich das neueste Update für jede dominierende Kraft herunterladen. Diese Liste kann Ihnen helfen, das Passende für Ihre AVE (oder die Ihrer Familie) einzukaufen, zuzubereiten und zu essen.

Vielleicht fragen Sie sich, wie Sie ein Gericht für Ihre Familie zubereiten sollen, wenn die aktuell vorherrschenden Elemente bei den Familienmitgliedern unterschiedlich sind. Hier rate ich Ihnen, sich die Lebensmittelliste genau anzuschauen. Viele Zutaten eignen sich für alle dominierenden Kräfte und können allgemein verwendet werden. Andere Zutaten, die reduziert oder vollständig vermieden werden müssen, lassen Sie einfach weg. Außerdem können Sie während des Kochens einzelne Portionen herausnehmen und für bestimmte Typen reservieren. Wenn Sie beispielsweise ein Pitta-Typ sind, können Sie Ihre Portion vor der Verwendung scharfer Gewürze aus dem Topf nehmen und dem Rest des Essens weitere Zutaten hinzufügen, die für Kapha- und Vata-Typen gut sind. Ein anderes Mal sind die Gewürze und die Basis möglicherweise für alle gleich, aber Sie fügen dem Gericht je nachdem, für welchen Typ Sie kochen, anderes Gemüse, anderes Getreide oder andere Bohnen hinzu. Diese kreative Art der Zubereitung von Speisen nenne ich »smart cooking«, da Sie hier nicht nur das Wissen aus dem Ayurveda nutzen, sondern auch Ihren gesunden Menschenverstand, um die Essenszubereitung für Sie praktikabel und das Essen für Ihre ganze Familie gesund zu machen. Dieser Kochansatz hat vielen meiner Klienten, die mit ihrer Familie zusammenleben und sonst Schwierigkeiten gehabt hätten, die Ayurveda-Weisheit in ihrer Küche umzusetzen, sehr geholfen.

Kochen ist eine Kunst. Viele Menschen, gerade aus dem Bereich der Kochkunst versuchen aber immer wieder, Lebensmittel auf attraktive Weise zu präsentieren, manipulieren dadurch aber deren Essenz – was natürlich die Qualität verringert. Dagegen ist es uns im Ayurveda vor allem wichtig, stets die natürlichen Eigenschaften der Nahrung zu bewahren – bis sie in unseren Magen gelangt.

Andere Menschen wiederum haben ein natürliches Talent, Essen zu kochen, ohne sich um Rezepte zu kümmern. Meine Mutter gehört dazu. Ich habe noch nie gesehen, dass sie ein Rezeptbuch oder einen Messbecher benutzt hätte. Sie hat sämtliche Zubereitungsarten im Kopf und berechnet die Menge jeder einzelnen Zutat mit ihren Sinnen.

Man könnte das Kochen einer Mahlzeit also auch wie das Spielen eines Instruments betrachten; etwa einer Gitarre. Die sechs Geschmacksrichtungen – süß, sauer, salzig, scharf, herb und bitter – sind wie die sechs Saiten dieser Gitarre. So wie ein Musiker auf ihr unzählige Musikstücke spielen kann, kann ein talentierter Koch eine unbegrenzte Anzahl von Gerichten mit denselben Zutaten zubereiten, indem er mit den Geschmacksrichtungen spielt. Auf diese Weise können wir auch die Rezepte modifizieren, die nicht speziell für unsere vorherrschenden Elemente entwickelt wurden, und gleichzeitig jede Mahlzeit mit unseren Sinnen genießen und sie zu einem Fest machen, ohne unsere Gesundheit zu beeinträchtigen.

In Indien spricht man von der Küche auch als zweitem Puja-(Gebets-)Raum der Frauen. Seit alten Zeiten gehen sie morgens dorthin und entzünden mit einem stillen Gebet auf den Lippen das erste Feuer im Herd. In diesen Küchen kochen sie in diesem Sinn nicht nur Essen, sondern stellen die Medizin für ihre Familie her. Sie fügen nicht nur Gewürze zu, sondern ihre Liebe, die sich in den wesentlichen Geschmack des Essens verwandelt, das sie zubereiten. Dies muss der Grund dafür sein, dass Menschen, die nach den Ayurveda-Behandlungen in meinem Dorf in ihr Land zurückkehren und dort allen sagen, dass sie noch nie leckereres Essen gegessen haben, als es meine Familie beim Retreat serviert hat.

Ich selbst bin kein großartiger Koch, liebe es aber, zu Hause zu kochen. Da ich in den letzten zwei Jahrzehnten viel gereist bin und das Wissen über Ayurveda auf der ganzen Welt verbreitet habe, fragen sich viele meiner Leser und Klienten, wie ich das mit meinen täglichen Mahlzeiten mache. Da kann ich nur sagen: Alles eine Frage der Präferenzen. Wohin ich auch reise, mein wichtigstes Anliegen ist, eine Unterkunft mit Küchenzeile oder zumindest einer Kochgelegenheit zu finden. Ich kann Kompromisse eingehen und beispielsweise in einem Raum ohne Möbel leben, aber es fällt mir schwer, an einem Ort zu leben, an dem ich nicht die Möglichkeit habe, mein eigenes Essen zu kochen. Und wenn ich wirklich einmal keine Kochgelegenheit habe, denke ich mir Rohkost-Optionen aus. Ich nehme beispielsweise Biogemüse und Sprossen und mache sie in einer Schüssel mit einem einfachen Salatdressing an, um die sechs Geschmacksrichtungen ins Gleichgewicht zu bringen. Das ist es auch schon und es ist einfach; wenn wir nur unsere Vorstellung von Essen ändern. Nämlich von etwas, das gut aussieht, den Magen füllt und an das sich unsere Sinne gewöhnt haben, hin zu etwas, das direkt aus der Natur kommt, das leicht verdaulich ist, einfach und klar für unsere Sinne und frisch und jungfräulich in seiner ursprünglichen Form.

Achtsam essen

Für manche Menschen ist Essen also ein Teil ihrer täglichen Routine – für andere eine höchst angenehme Erfahrung. Wenn Sie also essen wollen, weil Sie Nahrung als natürliche Medizin betrachten, und wenn Sie die Erfahrung jeder Mahlzeit feiern möchten, müssen Sie nicht nur gut auswählen, was Sie essen, sondern auch wissen, wie und wann Sie es zu sich nehmen.

Wie viel sollte ich essen, um gesund zu bleiben?

Die allgemeine Regel, die Sie im Ayurveda einhalten sollten, wenn Sie an Symptomen eines Kapha-Ungleichgewichts wie Fettleibigkeit, Asthma, Nasennebenhöhlenentzündung oder Depression leiden, lautet: weniger essen und alle Speisen weglassen, die direkt aus dem Kühlschrank oder dem Eisfach kommen, die also kalt und fetthaltig sind und Kapha mit den entsprechenden Symptomen verschlimmern können. In meinem Dorf sagt man: »Iss nicht, bis sich dein Magen voll anfühlt, sondern bis du das Gefühl hast, dass ein Drittel noch leer ist.« Mit anderen Worten, wenn Sie ein Kapha-Ungleichgewicht haben, sollten Sie versuchen, ein Drittel Ihres Hungers beizubehalten, anstatt zu essen, bis Sie keinen Hunger mehr haben oder nicht mehr können. Und denken Sie daran, beim Essen nicht zu trinken. Das Wasser kann Ihre Magensäuren verdünnen und Verdauungsstörungen verursachen.

Wenn Sie dagegen ein Pitta-Ungleichgewicht haben, sollten Sie immer gute Portionen essen. Eine gute Portion ist in dem Fall die Menge an Essen, die Sie satt, aber nicht pappsatt macht. Als Pitta-Typ haben Sie die höchsten Säurewerte, und die Ayurveda-Praxis wird Ihrem Verdauungssystem helfen, reibungslos zu funktionieren, also ohne dass Säuren in die Verdauungskanäle gelangen. In Situationen, in denen Sie unter Pitta-Problemen wie Migräne, Übersäuerung oder Hautkrankheiten leiden, müssen Sie beruhigende und kühlende Nahrungsmittel zu sich nehmen, die Pitta ins Gleichgewicht bringen. Denken Sie auch daran, keine Mahlzeit auszulassen, weil dies die durch Ihr Ungleichgewicht verursachten gesundheitlichen Probleme noch verschlimmern kann.

In Ihrem Freundeskreis oder Ihrer Familie gibt es vermutlich auch Personen, die sehr viel essen können, ohne zuzunehmen. Dies liegt hauptsächlich an den bei ihnen vorherrschenden Elementen, in diesem Fall normalerweise an Luft und Äther. Wenn auch Ihr eigenes Körper-Geist-System von Luft und Äther (Vata) dominiert wird, spüren Sie eine gewisse Leichtigkeit und Trockenheit im Körper. In diesem Fall besteht die Herausforderung darin, Ihr Normalgewicht zu halten (wenn es denn angemessen ist), und zwar, indem Sie Ihre Mahlzeiten diszipliniert planen und jeden Tag zu festen Zeiten essen. Wenn Ihr Verdauungssystem von Vata dominiert wird, kann Ihre Verdauung unregelmäßig sein. Das sollten Sie berücksichtigen und Ihre Ernährung entsprechend anpassen. Vor allem sollten Sie Ihren Körper täglich mit warmen, erdenden und fetthaltigen Nahrungsmitteln versorgen.

Wann ist die beste Essenszeit?

Wie wir bereits erfahren haben, besteht unser Körper aus den fünf Elementen der Natur, und unsere Natur ist nicht nur in unserem Innern, sondern auch außerhalb von uns. Diese Theorie besagt auch, dass die Funktion unserer inneren Organe von den Jahreszeiten und der jeweiligen Tageszeit beeinflusst wird. Wenn Sie wissen, welche Kraft bei Ihnen dominiert, können Sie diese Kraft im Gleichgewicht halten, indem Sie Ihre Essenszeiten anpassen. Es mag ein wenig schwierig zu verstehen sein, wie sich eine Änderung der Essenszeiten auf die Gesundheit auswirken kann, aber ich kann Ihnen aus eigener Erfahrung nur empfehlen, es auszuprobieren und den Unterschied zu spüren.

Wenn Sie mithilfe des Selbsttest zur Bestimmung Ihrer aktuell vorherrschenden Elemente (AVE) feststellen, dass Ihre dominierende Kraft Kapha ist, sollten Sie nicht in der Kapha steigernden Zeit der Natur, also nicht am Morgen zwischen vier und zehn Uhr essen. Nehmen Sie stattdessen um zehn Uhr ein leichtes Frühstück zu sich und machen Sie das Mittagessen zu Ihrer ersten richtigen Mahlzeit des Tages. Trinken Sie morgens Wasser oder Tee, um Ihr System von den toxischen Substanzen zu reinigen, die sich im Körper angesammelt haben. Probieren Sie diese Praxis drei Wochen lang aus und schauen Sie, welchen Unterschied es für

Ihre Gesundheit und Vitalität macht, wenn Sie Ihr überschüssiges Kapha ausgleichen.

Wenn Sie ein Pitta-Ungleichgewicht haben, denken Sie nicht einmal an letztere Ideen. Sie brauchen morgens als Allererstes ein köstliches Frühstück. Und Sie müssen mehrmals am Tag essen. Das Wichtigste ist, dass Sie beruhigende und kühlende Lebensmittel zu sich zu nehmen, vor allem mittags, wenn die Sonnenenergie auf ihrem Höhepunkt ist, und besonders an heißen Sommertagen. Wenn Sie mit Pitta steigerndem Essen nicht vorsichtig sind, kann es leicht zu typischen Symptomen wie Säureproblemen im Körper und Stress im Geist kommen, besonders in den heißen Klimazonen und in der Mittagszeit.

Wenn Sie nicht gerade am Äquator wohnen, können Sie den Abend als die Vata steigernde Tageszeit betrachten. Um diese Kraft im Gleichgewicht zu halten, sollte ein Vata-Typ abends warmes und erdendes Essen zu sich nehmen, insbesondere bei einer Außentemperatur von weniger als zwanzig Grad Celsius. Stellen Sie unter Berücksichtigung Ihres Verdauungszustands sicher, dass Sie Ihrem Essen die richtigen Gewürze zufügen, die Ihnen helfen, Ihr Gleichgewicht zu verbessern und Symptome wie Gelenkschmerzen im Körper und Angstzustände im Geist abzumildern. Das Vata ausgleichende Abendessen bildet in Ihrem Magen so etwas wie eine warme Decke und lässt Sie gut schlafen.

Achtsam essen, wie geht das?

Als ich nach Europa kam, hat mich am meisten überrascht, wie viele Menschen in der Lage sind, ununterbrochen zu sprechen, während sie mit anderen Menschen zusammen essen. Diese seltsame Praxis scheint ein Ausdruck von Geselligkeit zu sein, insbesondere in hoch entwickelten Ländern. Ich weiß immer noch nicht, wie man es schafft, das Essen und die Worte im Mund aneinander vorbeizuschieben, ohne dass es zu Kollisionen kommt. Leider verträgt sich diese Fähigkeit (oder dieses Unvermögen!) auch gar nicht mit dem Sinn des achtsamen Essens. Jedenfalls ist das wahrscheinlich der Grund, warum sich viele Menschen im Westen nicht zum Essen mit mir verabreden. Sie haben gemerkt, dass ich nicht in der Lage bin, während des Essens zu sprechen. In dem Moment, in dem Essen vor mir steht, vergesse ich alles um mich herum.

In meinem Dorf gibt es ein weiteres altes Sprichwort: »Trinke dein Essen und iss dein Wasser.« Das klingt erst mal witzig, aber es steckt natürlich ein besonderes Denken dahinter. Wir gehen nämlich davon aus, dass unser Essen drei Geschmacksschichten hat. Und wenn wir es eilig haben, verbinden wir uns nur mit der ersten Schicht. Die beiden darunterliegenden entgehen uns. Während die erste Schicht mit den Geschmacksnerven der Zunge aufgenommen wird, erreichen die anderen feinstofflichen Schichten unser *Bewusstsein* – was wir aber nur merken, wenn wir achtsam essen.

Seit meiner Kindheit ist es für mich ganz natürlich, ein paar Sekunden lang vor meinem Essen zu sitzen und zu schweigen. Bei uns ist es Sitte, vor jeder Mahlzeit ein stilles Gebet zu sprechen. Hinter diesen Ritualen steht der Gedanke, dem Essen den angemessenen Respekt und unserem Körper genügend Zeit zu geben – und darüber hinaus unsere Aufmerksamkeit auf das Essen zu lenken, noch bevor wir seine natürlich heilenden Eigenschaften in uns aufnehmen.

Wenn wir in Stille und mit höchster Konzentration essen, spüren wir die tieferen Geschmacksschichten in jedem Molekül der Nahrung. Wir spüren, wie uns jeder Bissen der Naturessenz auf der Zunge zergeht. Wir trinken unser Essen. Und diese Kunst des

Essens können Sie erleben, wenn Sie anfangen, über Ihr Essen zu meditieren. Dazu empfehle ich Ihnen Folgendes:

1. Atmen Sie, bevor Sie anfangen zu essen, dreimal mit geschlossenen Augen tief durch. Beruhigen Sie Ihren Geist und entspannen Sie Ihren Körper.
2. Stellen Sie sich den Geschmack Ihres Essens vor, und schalten Sie andere Gedanken solange aus.
3. Danken Sie dem Universum für den Teller mit Essen, der vor Ihnen steht.
4. Versuchen Sie, Ihre Mahlzeiten immer in einem »Raum der Stille« einzunehmen, den Sie um sich schaffen.
5. Ermutigen Sie andere Personen beim Essen nicht zum Sprechen, indem Sie beispielsweise Augenkontakt aufnehmen. (Schauen Sie auf Ihren Teller.)
6. Kauen Sie Ihr Essen etwa vierzehn- bis fünfundzwanzigmal. *Trinken* Sie es.
7. Kauen und genießen Sie jeden Bissen.
8. Schenken Sie wütenden, traurigen oder sorgenvollen Gedanken, die während des Essens in Ihren Geist einzudringen versuchen, keine Aufmerksamkeit.
9. Nehmen Sie sich genügend Zeit, um Ihr Essen zu genießen und zu schlucken. Beeilen Sie sich nie, um eine Mahlzeit zu beenden, und bleiben Sie in diesem Gefühl der Zufriedenheit.

Wie viele Mahlzeiten kann ein Mensch täglich zu sich nehmen?

In der Regel dauert es bei naturbelassener Nahrung zwei bis drei Stunden, bis der erste Teil des Verdauungsprozesses abgeschlossen ist, und ein Mensch kann drei- bis fünfmal täglich eine halbe

Handvoll (gekautes) Essen zu sich nehmen. Das variiert natürlich, wie erwähnt, von Person zu Person und von Zeitpunkt zu Zeitpunkt, je nachdem, welche Elemente aktuell vorherrschen.

Der Bedarf hängt außerdem von den körperlichen Aktivitäten eines Menschen ab. Die Nährwerte und die Häufigkeit der Mahlzeiten sollten also unter Berücksichtigung der Lebensweise festgelegt werden. Die Angewohnheit, kleine Mengen qualitativ hochwertiger Nahrung zu sich zu nehmen, wird sich jedoch definitiv positiv auf Ihren Stoffwechsel auswirken.

Wie kann ich meine Verdauung verbessern?

Eine der wichtigen Regeln, die ich aus eigener Erfahrung mit Ihnen teilen möchte, ist, nicht gleichzeitig zu essen und zu trinken. Wieder eine Spruchweisheit aus meinem Dorf: »Trinke nicht beim Essen und iss nicht beim Trinken.« Diese yogische Übung hilft Ihnen, sich eine gute Verdauung und einen starken Magen zu erhalten. Schließlich muss Ihr Magen bei den Hauptmahlzeiten ein entsprechendes Maß an Agni bereitstellen. Wenn Sie beim Essen trinken, wird dieses Verdauungsfeuer gedämpft und hat dann weniger Kraft, um die Nahrungsmoleküle aufzuspalten, die im Magen ankommen, was der erste Schritt zu einer trägen Verdauung oder Verdauungsstörungen ist.

Um dies zu vermeiden und Ihr Verdauungsfeuer anzufachen, schlägt der Ayurveda vor, mindestens eine halbe Stunde vor den Hauptmahlzeiten nichts mehr zu trinken und anschließend ein bis zwei Stunden zu warten, bis wieder etwas getrunken wird. Das erlaubt Ihnen auch, sich mehr auf das Essen zu konzentrieren und bringt Sie nicht in Versuchung, es hinunterzuspülen, bevor es ordentlich gekaut ist. Denken Sie daran, dass der Zustand Ihres

Magens das erste Anzeichen für Ihre Gesamtgesundheit ist. Ich empfehle außerdem, nach den Hauptmahlzeiten drei bis sieben Minuten lang Vajrasana (den Diamant- oder Fersensitz) einzunehmen. Das fördert die Verdauung und sorgt für einen leichteren Stuhlgang.

Jede Mahlzeit zelebrieren

In indischen Dörfern kann man oft sehen, dass Menschen nach einem köstlichen Essen singen und tanzen. Man kann diese Menschen tatsächlich allein dadurch überglücklich machen, dass man ihnen eine gute Mahlzeit serviert. Manchmal frage ich mich, wie viele Menschen im Westen derart glücklich wären, nur weil sie ein gutes Essen bekommen haben.

Versuchen Sie von nun an, sich auf die Mahlzeiten des Tages zu freuen. Und am Abend freuen Sie sich auf die kommenden Tage mit noch mehr köstlichen Mahlzeiten. Vielleicht denken Sie jetzt: »Wie soll ich an einem anstrengenden Tag Zeit haben, lange übers Essen nachzudenken oder es richtig zu planen?« Nun, wie wäre es, wenn wir uns mehr Zeit für die wichtigsten Dinge im Leben nehmen würden, wie Kochen und Essen, Lieben und Lachen? Sonst verpassen wir das Wichtigste an diesem wunderbaren Leben auf diesem schönen Planeten. Und um diese Zeit zu finden, müssen wir Essen ganz oben auf unsere Liste der wichtigen Dinge setzen und uns Zeit dafür nehmen, statt sie zum Beispiel in den sozialen Medien zu verbringen oder indem wir uns für Angelegenheiten anderer interessieren, die überhaupt nichts mit uns und unserer Gesundheit zu tun haben.

Ayurveda-Richtlinien zum Thema Essen

- Essen Sie regelmäßig.
- Trinken Sie tagsüber warmes Wasser oder Kräutertee.
- Trinken Sie zu den Mahlzeiten nichts.
- »Essen« Sie Ihr Getränk und »trinken« Sie Ihr Essen.
- Geben Sie sich zwischen den Mahlzeiten genügend Zeit, um die vorige Mahlzeit vollständig zu verdauen.
- Vermeiden Sie Fast Food.
- Kaufen, kochen und essen Sie bewusst.
- Verwenden Sie Gewürze (die zu den bei Ihnen aktuell vorherrschenden Elementen passen).
- Verwenden Sie pflanzliche Lebensmittel mit sauberer Energie.
- Essen Sie Selbstgekochtes.
- Essen Sie in ruhiger Umgebung.
- Setzen Sie sich zum Essen hin.
- Machen Sie Essen zu Ihrer Meditation.

Diese Richtlinien sind allgemein gehalten. Im nächsten Kapitel bekommen Sie spezifische Ratschläge, mit welchen Nahrungsmitteln Sie Ihre aktuell vorherrschenden Elemente ins Gleichgewicht bringen können.

Was, wann und wie viel Sie essen sollten, um Ihre vorherrschenden Elemente ins Gleichgewicht zu bringen

Laut Ayurveda ist es auf unserer Suche nach guter Gesundheit nicht nur wichtig, was wir essen, sondern auch wann und wie viel. Daher habe ich in diesem Kapitel die wichtigsten Richtlinien für jede Kraft, die Sie ausgleichen möchten, zusammengestellt. Wenn Sie beispielsweise ein Kapha-Typ mit den vorherrschenden Elementen Erde und Wasser sind, befolgen Sie die Richtlinien zum Ausgleich von Kapha und so weiter. Mehr über die medizinischen Eigenschaften der Elemente erfahren Sie in meinem Buch Die mentale Kraft des Ayurveda ab Seite 145.

Richtlinien zum Ausgleich von Kapha

Wenn bei Ihnen Kapha dominiert, gibt es für Sie keine geeignetere Gesundheitsvorsorge als eine disziplinierte Ernährung. Um Ihre Immunkraft und Gesundheit bestmöglich zu erhalten, sollten Sie gegen sechs Uhr morgens aufstehen und ein Glas lauwarmes Wasser trinken, das mit Ingwer oder reinigenden Kräutern aufgekocht wurde. Diese Praxis reduziert den überschüssigen Schleim, der sich in einem von Kapha dominierten Körper häufig unter der Zunge und in der Speiseröhre ansammelt. Trinken Sie nach einem morgendlichen Spaziergang oder einer Trainingseinheit gegen acht Uhr morgens eine Tasse schwarzen Tee (ohne Zucker oder Milch), um die Schwellungen im Körper zu beseitigen. Teeblätter haben entzündungshemmende Eigenschaften und können überschüssiges Wasser aus dem Gewebe aufnehmen.

Wie ein Schwamm Wasser aufnimmt und festhält, nimmt ein von Kapha dominierter Körper Flüssigkeit auf und hält sie im Gewebe. Und wenn diese Flüssigkeit nicht rechtzeitig mithilfe der richtigen Übungen und entzündungshemmenden Nahrungsmittel ausgeschwemmt wird, kann sie auf lange Sicht gesundheitliche Probleme verursachen. Das Trinken einer großen Tasse Tee kann außerdem das morgendliche Hungergefühl verringern, was gut für Kapha-Typen ist. Für diese stellt es nämlich eine der größten Herausforderungen dar, vor zehn Uhr nichts zu essen (da der Kapha-Einfluss zwischen vier und zehn Uhr am höchsten ist). Wenn bei Ihnen also Kapha dominiert, kann alles, was Sie in den frühen Morgenstunden essen, mehr Ama erzeugen, das sich im Körper ansammelt, die Körpermasse erhöht und die Immunkraft verringert. Warten Sie daher mit dem Frühstück bis zehn Uhr und trinken Sie bis dahin warmes Wasser, um den Hunger zu stillen.

Erinnern Sie sich jedes Mal, wenn Sie vor Ihrem Essen sitzen, daran, dass Sie essen, um zu leben, nicht leben, um zu essen. Diese Logik macht den Unterschied in Ihren Essgewohnheiten und ermutigt Sie, ein leichtes Frühstück und Abendessen einzunehmen und Ihr Mittagessen zur wichtigsten Mahlzeit des Tages zu machen. Unabhängig von der Jahreszeit sollten Sie, solange Kapha bei Ihnen dominiert, dafür sorgen, dass Sie nicht vor zehn und nicht nach achtzehn Uhr essen. Wenn Sie außerhalb dieser Zeit extrem hungrig sind, empfehle ich Ihnen, einen Apfel zu essen oder einen Kräutertee oder auch nur warmes Wasser zu trinken.

Denken Sie daran, dass Nahrungsmittel, die bitter, herb und scharf schmecken, für Sie die beste Option sind. Schwere, kalte und fettige Nahrungsmittel und solche, die süß, salzig oder sauer schmecken, sind nicht gut für Kapha-Typen und sollten gemieden werden, weil sie die entsprechende Kraft steigern können, indem sie die Elemente Erde und Wasser im System erhöhen. Ich stelle immer wieder fest, dass pflanzliche Nahrungsmittel, die mit den richtigen Gewürzen gekocht werden, sehr gut zum Kapha-Stoffwechsel passen, weil die meisten Gemüsesorten bittere und herbe Eigenschaften haben und die Gewürze scharf sind. Für einen Kapha-Typen gibt es nichts Besseres als eine Mahlzeit auf pflanzlicher Basis mit einer ausgewogenen Menge an Gewürzen.

Bei meinen Kapha-Klienten bemerke ich auch, dass die, die ihre Nahrungsaufnahme reduzieren und die Qualität dessen, was sie essen, steigern, indem sie ein Essenstagebuch führen und nach einem regelmäßigen Zeitplan essen und trinken, die besten Ergebnisse erzielen. Das geht einher mit der Regel, weniger zu trinken, beim Essen gar nicht und kalte Getränke zu meiden.

Frühstück

Zeit: 10 Uhr
Quantität/Qualität: wenig und leicht
Empfehlung: leichtes, trockenes Essen
Beispiele: Roggenbrot mit einer dünnen Schicht Kräuterpaste und vielen Blättern bzw. Sprossen oder ein grüner Smoothie bzw. Saft
Hinweis: Der Morgen (von 4 bis 10 Uhr) gilt als die Zeit des höchsten Kapha-Niveaus. Meiden Sie alles, was Kapha noch weiter steigern kann, insbesondere das Schlafen und Essen in diesen Stunden.
Denken Sie daran: Wenn Sie übergewichtig sind und Ihre Körpermasse reduzieren möchten, können Sie Ihr Frühstück trinken und das Mittagessen zur ersten Mahlzeit des Tages machen.

Mittagessen

Zeit: gegen 12.30 Uhr
Quantität/Qualität: leicht und warm
Empfehlung: eiweißreiches Essen mit weniger Kohlenhydraten und so wenig Fett wie möglich
Beispiel: Quinoa an Gemüse- oder Bohnencurry mit vielen Gewürzen
Hinweis: Um das Kapha auszugleichen, sollte das Mittagessen die einzige große Mahlzeit des Tages sein.
Denken Sie daran: Wenn Sie mindestens eine halbe Stunde vor dem Essen nichts trinken, fachen Sie dadurch Agni an, das Ihnen hilft, das Essen gut zu verdauen. Menschen, bei denen Kapha dominiert, haben tendenziell eine langsame Verdauung und sollten daher nach dem Mittagessen zwei Stunden lang nicht einmal Wasser trinken.

Teepause

Zeit: 15.30 Uhr
Quantität/Qualität: wenig und leicht
Empfehlung: Versuchen Sie, sich ganz auf den Tee zu konzentrieren und Kekse nur dann zu essen, wenn es wirklich nötig ist.
Beispiele: Kekse oder Cracker ohne Zucker oder Fett mit einer Tasse Kapha ausgleichendem Gewürztee wie Nelken, Sternanis- oder Zimttee. (Um diesen ausgleichenden Tee zuzubereiten, kochen Sie eines dieser Gewürze fünf Minuten lang bei schwacher Hitze in Wasser.) Auch ein Apfel oder Granatapfel ist ein guter Kapha-Snack.
Hinweis: Wenn Sie Ihren Snack mitnehmen möchten, legen Sie nicht das ganze Paket in Ihre Snackbox, sondern packen nur ein oder zwei Kekse ein.

Denken Sie daran: Abgesehen von diesem Snack in der Teepause sollten Sie zwischen Mittag- und Abendessen nichts essen. Der Magen muss Zeit haben, um das Mittagessen gut zu verdauen.

Abendessen

Zeit: zwischen 17.30 und 18.00 Uhr
Quantität/Qualität: wenig und leicht
Empfehlung: Achten Sie darauf, dass Ihr Abendessen warm ist, Sie sich aber nach dem Essen nicht schwer fühlen.
Beispiele: Suppe, beispielsweise eine Spinat- oder Ingwer-Rote-Bete-Suppe
Hinweis: Früh zu Abend zu essen ist für Kapha-Typen eine der gesündesten Angewohnheiten. Für ihr Verdauungssystem ist 18 Uhr die beste Abendessenszeit. Später zu essen erzeugt Ama im System und führt zu Problemen wie Müdigkeit und Fettleibigkeit.
Denken Sie daran: Essen Sie nach dem Abendessen nichts mehr. Wenn Sie noch Hunger oder Durst haben, können Sie unmittelbar vor dem Schlafengehen einen Apfel essen oder einen Kräutertee trinken.

Die Wechselbeziehung zwischen Essen und Geist bei Kapha

Sie sollten sich davor hüten, Essen als eine Möglichkeit zu betrachten, Gefühlen von innerer Leere entgegenzuwirken. Ich weiß aus Erfahrung, dass viele Menschen mit Kapha-Ungleichgewicht in gewissen Lebensphasen dazu neigen, eine emotionale Bindung ans Essen zu entwickeln, was eine gefährliche Angewohnheiten für sie ist, weil sie sich leicht ins Essen verlieben, besonders in ungesunde Lebensmittel und Getränke. Obwohl Kapha durch den süßen Geschmack sogar noch gesteigert wird, entwickeln sie oft eine regelrechte Abhängigkeit von Süß – was es für sie deutlich schwieriger macht, wieder zu gesunden Gewohnheiten zurückzukehren. Aufgrund ihrer unkontrollierten Essgewohnheiten entwickeln Kapha-Typen, wenn sie erst einmal übergewichtig sind, eine selbstbemitleidende Haltung, finden alle möglichen Ausreden, warum sie weiterhin noch mehr falsches Essen zu sich nehmen, und enden schließlich in Depressionen und einem Grundzustand des Elends.

Wenn bei Ihnen also Kapha dominiert, sollten Sie niemals essen, solange Sie traurig oder niedergeschlagen sind, weil dies nicht nur zu körperlicher Schwere führen kann, sondern auch die normale Funktion Ihres Geistes beeinträchtigt, was sich wiederum zum Beispiel in einem schlechten Gedächtnis (obwohl sich Kapha-Typen normalerweise sehr gut an längst Vergangenes erinnern), mangelnder geistiger Klarheit, extrem langsamer Sprechweise sowie ziellosen Handlungen und Reaktionen äußert. Um diesen Problemen entgegenzuwirken, empfehle ich Ihnen, leicht und diszipliniert zu essen und Essen nur als Treibstoff für den Körper zu betrachten, nicht als Füllmaterial für Ihren Geist.

Nahrungsmittelempfehlungen für Kapha-Typen

Der folgenden Lebensmitteltabelle können Sie entnehmen, welche Nahrungsmittel Kapha verringern oder steigern. Wenn Ihre Geburtskonstitution (Prakriti) Kapha ist, sollten Sie das, was in der Spalte »Bevorzugen« steht, auf Ihren Speiseplan setzen und von allem aus der Spalte »Meiden oder reduzieren« weniger essen. Wenn Sie ein Kapha-Ungleichgewicht (Vikriti) haben, sollten Sie das, was in der Spalte »Meiden oder reduzieren« steht, auf jeden Fall meiden.

Richtlinien zum Ausgleich von Pitta

Diese Kraft verfügt über ein starkes Agni (Verdauungsfeuer). Das intensive und effiziente Verdauungssystem von Pitta-Typen ist ein Geschenk, wenn sie regelmäßig zu den richtigen Zeiten ausreichend große Portionen essen. Wenn nicht, kann es ein Fluch sein.

Wenn Sie als Pitta-Typ nicht rechtzeitig essen, besteht die Gefahr eines Ungleichgewichts von Feuer und Wasser, beginnend mit Übersäuerung oder einem brennenden Gefühl im Magen. Sie sollten nach dem Aufwachen ein Glas Wasser trinken, Ihr Frühstück spätestens um acht Uhr einnehmen und dann noch einen morgendlichen Snack gegen zehn Uhr als Lückenfüller zwischen Frühstück und Mittagessen.

Menschen, bei denen Pitta dominiert, sind sensibel und reagieren oft heftig auf das, was in ihnen vorgeht oder von außen an sie herangetragen wird; außerdem haben sie besondere Schwierigkeiten mit allem, was mit Hitze und Hunger zu tun hat. Indem sie ihr Essen richtig planen, können sie das Heizsystem in ihrem Körper sowie ihren Appetit dadurch regulieren, dass sie kühlende Lebensmittel und Getränke zu sich nehmen. Tagsüber sollten sie öfter ein Glas Wasser trinken, um ihre innere Wärme im ausgeglichenen Zustand zu halten und das System mit Feuchtigkeit zu versorgen. (Wenn ich hier vom Trinken spreche, dann bedeutet das nicht, dass Sie irgendwelche Getränke wie koffeinhaltige oder künstlich aromatisierte Limonaden trinken können. Diese würden Sie nur dehydrieren und Ihren Durst und Ihre Hitze noch steigern, anstatt das System zu beruhigen.)

Viele Klienten, bei denen Pitta dominiert, erzählen mir, dass sie über ihrem geschäftigen Leben des Öfteren vergessen, auf die Signale aus ihrem Magen zu hören und zu essen; was sie zu einem späteren Zeitpunkt bitter bezahlen müssen. Pitta-Typen, die ihren Hunger ignorieren, riskieren, dass sich die Säure in ihrem Verdauungstrakt irgendwann in Geschwüren und Tumoren manifestiert. Vor diesem Hintergrund sollten Sie Ihre regulären Essenszeiten immer sehr ernst nehmen und das Essen nicht verschieben oder ganz ausfallen lassen – aus welchem Grund auch immer.

Wenn Sie morgens aufwachen, machen Sie von daher nicht nur Ihre üblichen Pläne für den Tag, sondern auch einen Plan für Ihre natürliche Medizin, Ihr Essen. Wenn Sie beispielsweise ein paar Stunden außer Haus sind, sollten Sie eine Vorstellung davon haben, wo Sie Ihre Mahlzeiten einnehmen werden. Nehmen Sie für den Notfall Obst oder einen Bio-Imbiss mit. Jedes Mal, wenn Sie Hunger haben, essen Sie eine Kleinigkeit. Wenn dies zu Ihrer üblichen Essenszeit geschieht, machen Sie eine Pause und nehmen Ihre Mahlzeit ein.

Als Pitta-Typ sollten Sie süß, bitter und herb schmeckende Nahrungsmittel bevorzugen. Aber freuen Sie sich nicht zu früh über meine Empfehlung, Süßes auf Ihren Speiseplan zu setzen. Wenn ich süß sage, meine ich die natürliche Süße von Getreide, Obst und so weiter, nicht die von Dingen, die mit raffiniertem Zucker hergestellt werden, so wie Pralinen oder Eiscreme. Laut Ayurveda kann Zucker die Gesundheit Ihrer inneren Organe gefährden. Stellen Sie also sicher, dass Sie Ihre »Süßigkeiten« mit Bedacht und Logik auswählen. Meiden oder reduzieren Sie außerdem salzige, saure und scharfe Lebensmittel, die Pitta erhöhen. Denn diese können mit dieser Kraft verbundene Symptome verschlimmern.

Wenn ich mir die Gesundheit meiner Pitta-Klienten anschaue, kann ich sagen, dass sie zwar in der Regel empfindlich auf viele äußere Faktoren reagieren und anfällig für Erkältungen und Grippe sind, aber wenn sie sich mit den vom Ayurveda empfohlenen Nahrungsmitteln um ihre Gesundheit kümmern, können sie bei jedem Wetter und in jedem Alter gesund bleiben.

Frühstück

Zeit: gegen 7 Uhr
Quantität/Qualität: reichlich und gesund
Empfehlungen: Getreide/Körner, frisches Gemüse, Saaten, getrocknete Früchte
Beispiele: Vollkornbrot mit Salat oder Sprossen und Hummus (ohne Knoblauch), Porridge oder ayurvedisches Bauernfrühstück
Hinweis: Pitta-Typen brauchen ein reichhaltiges Frühstück wegen des starken Verdauungsfeuers in ihrem System.
Denken Sie daran: Nehmen Sie Ihr Frühstück im Sitzen ein. Lassen Sie sich genug Zeit, um das Essen zu genießen.

Snack

Zeit: gegen 10 Uhr
Quantität/Qualität: wenig und süß
Empfehlungen: Obst, Saaten oder getrocknete Früchte (vorzugsweise Datteln)
Beispiele: ein frischer Smoothie aus Früchten oder getrocknete Früchte und Saaten oder Kekse aus gesunden Zutaten
Hinweis: In der Regel leiden Pitta-Typen wegen der heißen Natur ihres Systems unter niedrigem Blutdruck. Ein passender Snack kann dazu beitragen, diesen zu regulieren.

Denken Sie daran: Packen Sie sich einen Snack ein, wenn Sie außer Haus sind.

Mittagessen

Zeit: gegen 12.30 Uhr
Quantität/Qualität: groß und reichhaltig (Hauptmahlzeit des Tages)
Empfehlungen: Kohlenhydrate mit wenig Öl/Fett und einer minimalen Menge Gewürzen
Beispiele: Amarant, Basmatireis oder Couscous mit dampfgegartem oder kurz angebratenem Gemüse. Empfohlene Bohnen können in kleinen Mengen hinzugefügt werden.
Hinweis: Nehmen Sie sich genügend Zeit für Ihr Mittagessen. Setzen Sie sich vor dem Essen mindestens sieben Sekunden lang still hin, atmen Sie sanft ein und aus, und konzentrieren Sie sich auf Ihr Essen. Diese Aktion gibt Ihnen Zeit, Ihre Sinne zu öffnen, um die Nahrung wirklich genießen zu können. Vergessen Sie während der Mahlzeit alles andere um sich herum. So machen Sie sie zur Meditation. Dies ist eine der täglichen Meditationspraktiken, die ich für Ihre geistige Entwicklung vorschlage und die Ihnen hilft, mehr im Moment zu leben.
Denken Sie daran: Versuchen Sie, Fast Food und stark bearbeitete Lebensmittel zu meiden. Denken Sie bei jedem schnellen Mittagessen daran, dass Sie eine Chance verpassen, Ihren Körper zu nähren.

Teepause

Zeit: gegen 15.30 Uhr
Quantität/Qualität: kühlend und erdend
Empfehlungen: Kräutertee, Körner, Obst oder Gemüse
Beispiele: Tee aus Pitta ausgleichenden Kräutern oder Gewürzen. Gesundes, Pitta ausgleichendes Brot mit einem Aufstrich aus pflanzlichen Zutaten.
Hinweis: Kartoffel- oder Süßkartoffelbrot gleicht Pitta ebenso aus wie Brot aus Saaten und Kokosnuss.
Denken Sie daran: Meiden Sie übliche Gewürztees.

Abendessen

Zeit: gegen 18.30 Uhr
Quantität/Qualität: zweitgrößte Mahlzeit des Tages
Empfehlungen: Gemüse, Getreide/Körner oder Bohnen
Beispiele: Kartoffelcurry oder ein Gemüseeintopf wie Gemüse-Korma
Hinweis: Milde Currys auf Kokosnussbasis eignen sich perfekt, um Pitta auszugleichen.
Denken Sie daran: Es gibt milde Gewürze und Kräuter, die zugefügt werden können, um Pitta auszugleichen, etwa Kurkuma und Minze.

Die Wechselbeziehung zwischen Essen und Geist bei Pitta

Wenn Sie Ihr Essen auch noch genießen wollen, nachdem Sie es gegessen haben, und wenn Sie es zu Ihrer natürlichen Medizin machen möchten, müssen Sie Nahrungsmittel zubereiten, die direkt aus der Natur kommen, und ihr Essen in einer ruhigen Umgebung zu sich nehmen. Das Essen soll nicht nur Ihren Magen füllen, sondern auch Nahrung und Befriedigung für Körper und Geist sein. Deshalb empfehle ich Ihnen, nicht zu essen, wenn Sie wütend oder gereizt sind. Setzen Sie sich in solchen Situationen mit geschlossenen Augen hin und atmen Sie ein paarmal tief und lang durch, bis Ihr Geist ruhig ist und bereit, das Essen voll konzentriert zu genießen.

Als Pitta-Typ sollten Sie nicht vegetarisches Essen meiden, weil es Rajas Guna enthält, übermäßiges Feuer, das negative Emotionen in Ihnen entfachen kann. Die gesündeste Nahrung ist die, die wir direkt aus der Natur erhalten. Nahrungsmittel, die aus einer indirekten Quelle kommen, etwa von toten Tieren, hinterlässt viel Ama in unserem System und kann im späteren Stadium zu verschiedenen Arten von lebensbedrohlichen Krankheiten führen.

Nahrungsmittelempfehlungen für Pitta-Typen

Der Liste der Lebensmittel können Sie entnehmen, welche Nahrungsmittel Pitta verringern oder steigern. Wenn Ihre Geburtskonstitution (Prakriti) Pitta ist, sollten Sie das, was in der Spalte »Bevorzugen« steht, auf Ihren Speiseplan setzen und von allem aus der Spalte »Meiden oder reduzieren« weniger essen. Wenn Sie ein Pitta-Ungleichgewicht (Vikriti) haben, sollten Sie das, was in der Spalte »Meiden oder reduzieren« steht, auf jeden Fall meiden.

Richtlinien zum Ausgleich von Vata

Wenn bei Ihnen Vata dominiert, stellt Disziplin die größte Herausforderung für Sie dar, insbesondere wenn es ums Essen geht. Wie wir wissen, kommt es nicht einfach angeflogen und landet auf unserem Teller, wenn wir es möchten. Wir müssen planen und vorbereiten, bevor wir essen können, und da Vata-Typen von ihren allgemeinen Eigenschaften her eher schlechte Planer sind, fällt es ihnen oft schwer, sich mit dem richtigen Essen für ihre dominierenden Elemente selbst zu behandeln. Daher gebe ich hier ein paar einfache Regeln, an die sich selbst Menschen halten können, die normalerweise mit Disziplin nichts am Hut haben.

Beginnen Sie Ihren Morgen mit einem Glas heißem Gewürzwasser oder einfach heißem Wasser. Lassen Sie es etwas abkühlen und trinken Sie es dann in kleinen Schlucken. Drücken Sie das Glas zwischen den einzelnen Schlucken immer wieder auf Ihre Brust und Ihren Bauch und bewegen Sie es dort von links nach rechts, um sich aufzuwärmen. Machen Sie sich ein Frühstück, das auf jeden Fall Ihren Hunger stillt. Aber berücksichtigen Sie, dass das Verdauungssystem des Vata-Typs eher unregelmäßig funktioniert, und fügen Sie verdauungsfördernde Zutaten wie pflanzlichen Joghurt, Trauben oder saure Früchte hinzu.

Zwei Hauptprobleme, mit denen Vata-Typen zu tun haben, sind Gelenkschmerzen und juckende Haut; das eine aufgrund mangelnder Schmierung der Gelenke, das andere wegen besonders trockener Haut. Diese Probleme können mit einer Diät gelöst werden, die auf fetthaltiger und feuchtigkeitsspendender Nahrung basiert. Wenn Sie beispielsweise unter extremer Trockenheit der Haut, der Lederhaut des Auges (Sklera), des Mundes, der Naseninnenwände und der Analhöhlen leiden oder Schmerzen in den

Gelenken verspüren (die ganz normale Symptome eines Vata-Ungleichgewichts sind), können Sie fetthaltige Lebensmittel wie Avocado auf Ihren Speiseplan setzen und Ihre Gesundheitsprobleme mit Unterstützung von Mutter Natur behandeln.

Ernährung und Lebensweise spielen eine wichtige Rolle für das Gleichgewicht der Kräfte. Und weil bei Vata-Typen in Anbetracht ihrer Einschlafprobleme guter Schlaf die Grundlage für das Funktionieren des gesamten Verdauungssystems ist, müssen sie in allen drei Bereichen – Ernährung, Schlaf und disziplinierte Lebensweise – besondere Sorgfalt walten lassen, um eine gute Gesundheit und Immunabwehr aufrechterhalten zu können. Weil alles miteinander zusammenhängt, können sich Essen und Schlaf gegenseitig ergänzen. Wenn Sie also eine erdende Mahlzeit wie eine warme Suppe mit der richtigen Menge an Gewürzen essen, bleiben die Elemente Luft und Äther im System eher in Balance und sorgen für eine gute Verdauung und einen gesunden Schlaf.

Das Beste daran, ein Vata-Typ zu sein, ist, dass Sie im Vergleich zu den beiden anderen Typen fast alle natürlichen Lebensmittel essen können, wenn Sie wissen, wie Sie Agni, das Verdauungsfeuer, in Ihrem System aufrechterhalten können. Wenn Ihre Verdauung im Moment nicht stark genug ist, können Sie mit verdauungsfördernden Gewürzen zubereitete Lebensmittel in kleinen Portionen zu sich nehmen. Und sobald Sie Ihr Verdauungsfeuer erneut angefacht haben, können Sie es aufrechterhalten, indem Sie jeden Tag zur gleichen Zeit die gleiche Menge Nahrung zu sich nehmen. Obwohl dies für Vata-Typen schwierig sein kann, erzielen diejenigen, die den Ayurveda-Empfehlungen diszipliniert folgen, meiner Erfahrung nach die besten Ergebnisse, nicht nur bezogen auf ihren Stoffwechsel, sondern auch auf die Qualität ihres Schlafes.

Denken Sie daran, dass Nahrungsmittel, die süß, salzig und sauer schmecken, die beste Wahl für Sie sind. Reduzieren Sie dagegen Lebensmittel mit scharfem und bitterem Geschmack. Und reduzieren oder vermeiden Sie herb Schmeckendes. Nun sind aber die meisten Gemüsesorten bitter und herb und Gewürze von Natur aus scharf. Wenn Sie also sowohl Gemüse mögen als auch Vata-Typ sind, wissen Sie nun vielleicht nicht mehr, was Sie tun sollen. Doch, wie meine Oma oft sagte: »Es gibt immer eine Lösung für jedes Problem« – und in diesem Fall ist das absolut wahr. Die meisten Gemüsesorten haben in ihrem natürlichen Zustand, also wenn sie roh gegessen werden, zwar Vata steigernde Eigenschaften, aber diese Eigenschaften lösen sich auf und sind nicht mehr schädlich, wenn Sie das Gemüse gut kochen und mit den richtigen Gewürzen mischen. Versuchen Sie also, gute Rezepte für die Zubereitung Ihres Gemüses zu finden. Rezepte für ein paar Gerichte aus meinem Dorf finden Sie auf meiner Website.

Obwohl alle Typen ihre Vor- und Nachteile haben, kann ich aus der Erfahrung mit meinen Klienten sagen, dass Vata-Typen am meisten Glück mit dem Essen haben. Sie sind freier in der Wahl der zu ihnen passenden Lebensmittel als die beiden anderen Typen und müssen lediglich darauf achten, ihr minimales Verdauungsfeuer regelmäßig mit den angemessenen Gewürzen zu entfachen, um ihre Verdauung und Immunkraft aufrechtzuerhalten.

Frühstück

Zeit: 8 bis 8.30 Uhr
Quantität/Qualität: warm und erdend
Empfehlungen: gekochtes Getreide, Gewürze, Obst
Beispiele: ayurvedisches Bauernfrühstück oder Haferbrei mit Gewürzen und Banane oder gekochten Äpfeln

Hinweis: Vata-Typen brauchen gleich von Tagesbeginn an Essen mit warmen und nahrhaften Eigenschaften, um sich gut geerdet zu fühlen.
Denken Sie daran: Halten Sie sich am Morgen von kalten Smoothies und Säften fern.

Snack

Zeit: 10 bis 10.30 Uhr
Quantität/Qualität: Warm mit Gewürzen
Empfehlungen: Kräuter-Gewürz-Tee
Beispiel: Tee aus Vata ausgleichenden Gewürzen mit einem Snack, etwa weichem Ingwer- oder Sesamgebäck
Hinweis: Wenn es draußen warm ist, kann dieser Morgensnack durch die unter »Teepause« aufgeführten Beispiele ersetzt werden.
Denken Sie daran: Achten Sie darauf, dass Sie immer zur rechten Zeit einen Snack zur Hand haben.

Mittagessen

Zeit: gegen 12.30 Uhr
Quantität/Qualität: warm und nahrhaft
Empfehlung: kohlenhydrat- und eiweißreiche Kombinationen, gekocht mit reichlich Öl und Gewürzen
Beispiele: dampfgegartes Gemüse wie Karotten, Süßkartoffeln und Yams plus Getreidekombinationen wie Reis, mit Mandelsplittern gekocht, oder Bohnen, mit scharfen Gewürzen zubereitet
Hinweis: Je nach Kultur und Klima ist die Zubereitung des Essens verschieden.

Denken Sie daran: Achten Sie darauf, sich ganz auf Ihr Essen zu konzentrieren, sowohl bei seiner Zubereitung als auch, während Sie es zu sich nehmen. Kauen Sie das Essen gut und achten Sie dabei auf Ihre Atmung.

Teepause

Zeit: gegen 15.30 Uhr
Quantität/Qualität: warm mit Gewürzen
Empfehlung: Obst bei Zimmertemperatur
Beispiele: Vata ausgleichende Früchte wie zum Beispiel Mango, Orange, Trauben oder Papaya bei Zimmertemperatur, als Saft oder in roher Form
Hinweis: Seien Sie kreativ mit Ihren Früchten, schneiden Sie sie in schöne Formen, machen Sie einen Obstspieß, etc.
Denken Sie daran: Essen Sie keine Früchte direkt aus dem Kühlschrank.

Abendessen

Zeit: gegen 18.30 Uhr
Quantität/Qualität: warm und erdend
Empfehlung: Getreide und gekochtes Gemüse
Beispiel: Couscous und Gemüse, mit einer Soße und Gewürzen zubereitet
Hinweis: Alle schwarzen Bohnen sind stark Vata steigernd und müssen zum Abendessen gemieden werden. Mungbohnen oder rote Linsen eignen sich gut für eine Suppe, die mit genügend Gewürzen und gekochten Zwiebeln zubereitet wird.

Denken Sie daran: Sie können sich Ihre eigenen Kombinationen ausdenken, aber achten Sie darauf, keine zwei schweren Lebensmittel miteinander zu kombinieren, beispielsweise Getreide und Bohnen oder Nachtschattengewächse und Bohnen, die bei Vata-Typen Verdauungsstörungen im Magen verursachen können, vor allem abends.

Die Wechselbeziehung zwischen Essen und Geist bei Vata

Da Nahrung der lebensrettende Treibstoff unseres Körpers ist, müssen Sie als Vata-Typ bei allem, was mit Nahrungsmitteln zu tun hat, vom Einkaufen über das Kochen bis zum Einnehmen der Mahlzeit, mit Bedacht vorgehen. Essen Sie nicht, wenn Sie ängstlich, besorgt oder gestresst sind, weil sich der Körper dann auf die Freisetzung von Adrenalin und anderen stressbedingten Hormonen konzentriert hat und Ihr Verdauungssystem nicht richtig funktioniert. Die unverdaute Nahrung erzeugt infolgedessen Ama und beeinträchtigt dadurch die natürlichen Funktionen der Immunzellen.

Setzen Sie sich in solchen Situationen der inneren Unruhe mit geschlossenen Augen vor Ihre Mahlzeit, sprechen Sie ein stilles Gebet und konzentrieren Sie sich auf das Essen, das Sie bald genießen werden. Bedanken Sie sich in Stille bei dem Landwirt, der Ihr Essen angebaut hat, und bei Mutter Natur, die es mit Regen genährt, mit Sonnenstrahlen getrocknet und mit dem Wind gekämmt hat. Seien Sie einfallsreich in Ihrer eigenen Welt und betrachten Sie Ihr Essen mit liebevollen Augen. Haben Sie Geduld mit jedem Molekül der Nahrung, die Sie in den Mund nehmen, und kauen Sie gut. Lassen Sie die heilende Essenz von Mutter Natur auf Ihren Geschmacksknospen zergehen und genießen Sie die Aromen auf der Zunge. Spüren Sie Zufriedenheit und Freude mit jedem Bissen, den Sie essen.

Nahrungsmittelempfehlungen für Vata-Typen

Der folgenden Lebensmittelliste können Sie entnehmen, welche Nahrungsmittel Vata verringern oder steigern. Wenn Ihre Geburtskonstitution (Prakriti) Vata ist, sollten Sie sich darauf konzentrieren, das, was in der Spalte »Bevorzugen« steht, auf Ihren Speiseplan zu setzen und von allem aus der Spalte »Meiden oder reduzieren« weniger zu essen. Wenn Sie ein Vata-Ungleichgewicht (Vikriti) haben, sollten Sie das, was in der Spalte »Meiden oder reduzieren« steht, auf jeden Fall meiden und nur Nahrungsmittel aus der Spalte »Bevorzugen« verwenden.

Liste der besten Kapha, Pitta und Vata ausgleichenden Lebensmittel

Die folgende Lebensmittelliste basiert auf dem traditionellen Ayurveda-Wissen, das ich von meinen Vorfahren in Indien erhalten habe, sowie auf eigenen Forschungen zu pflanzlichen Lebensmitteln, die ich seit mehr als fünfzehn Jahren in Europa und den Vereinigten Staaten durchgeführt habe. Sie richtet sich an Menschen, die auf der Suche nach gesunden pflanzlichen Nahrungsmitteln für Körper und Geist sind.

Pflanzliche Nahrung jeder Art gilt (nicht nur im Ayurveda) als primäre Energiequelle, während alle anderen Arten von Nahrung als sekundäre Energiequellen bezeichnet werden, etwa alles, was aus dem Fleisch von Tieren gemacht wird. In diesem Fall bekommen wir die pflanzliche Energie aus einem Tierkörper, der seine eigene Energie von Pflanzen bekommen hat.

Während eine direkte pflanzliche Ernährungsweise unsere Magenfunktion verbessert und unseren Geist ruhig und klar hält, erhöht tierische Nahrung den Stress in unserem Geist und hinterlässt Ama in unserem Körper. Indem sie die Immunkraft schwächt und die Gesundheit unserer lebenswichtigen Organe beeinträchtigt, macht diese giftige Nahrung unser inneres System anfällig für verschiedene Arten von Krankheiten.

Der folgenden Liste können Sie entnehmen, mit welchen Nahrungsmitteln Sie Ihre Gesundheit und Immunkraft auf höchstem Niveau halten können. Die Liste wurde erstellt, um Ihnen das Einkaufen und Kochen zu erleichtern. Nach Spalten unterteilt finden Sie hier Gemüsesorten, Hülsenfrüchte, Getreidearten, Nüsse und Saaten, Öle und Gewürze, die Sie auf Ihren Speiseplan setzen oder meiden beziehungsweise reduzieren sollten, um Ihre aktuell vorherrschenden Elemente ins Gleichgewicht zu bringen.

Bei einigen der genannten Lebensmittel verändern sich die natürlichen Eigenschaften während des Kochvorgangs. Daher kann etwas, das für einen bestimmten Typ in der Regel nicht gut ist, richtig zubereitet und mit der richtigen Kombination von Gewürzen in moderaten Mengen verwendet werden. Solche Lebensmittel habe ich mit einem Stern markiert. Während ein einzelner Stern (*) für die Verwendung dieses Lebensmittels in moderaten Mengen steht, zeigt ein doppelter Stern (**) an, dass das Lebensmittel nur verwendet werden soll, nachdem es mit den richtigen Gewürzen gekocht wurde. Einige Lebensmittel haben drei Sterne, mit einem Leerzeichen nach dem ersten Stern (* **). Diese können verwendet werden, wenn sie entsprechend gekocht sind, aber auch das nur in moderaten Mengen.

Kapha Meiden oder reduzieren	**Kapha** Bevorzugen	**Pitta** Meiden oder reduzieren	**Pitta** Bevorzugen	**Vata** Meiden oder reduzieren	**Vata** Bevorzugen
		Gemüse			
Flaschenkürbis Gurke Kürbis Luffa Maniok Oliven (grün und schwarz) Pastinake* Squash-Kürbis Süßkartoffel Taro (Wasserbrotwurzel) Tomate (roh)	Artischocke* Aubergine Bittergurke Blattgemüse Blumenkohl Brokkoli Brunnenkresse Chayote Chili Chinesische Kartoffel Elefantenkartoffel	Aubergine* Brunnenkresse* Chili Elefantenkartoffel Karotte (roh) Karotte (gekocht)* Klettenwurzel Kohlrabi* Kürbis* Kugellauch	Artischocke Bittergurke Blattgemüse (mild) Blumenkohl Brokkoli Chayote* Chinesische Kartoffel* Fenchel Flaschenkürbis Grünkohl Gurke	Artischocke* Aubergine Bittergurke Blattgemüse* Blumenkohl (roh) Blumenkohl (gekocht)** Brokkoli Chayote Chinesische Kartoffel** Grünkohl	Brunnenkresse Chili* Elefantenkartoffel Fenchel Flaschenkürbis Gurke Rote Bete Kohl (gekocht)* Karotte Kürbis Kugellauch

Kapha Meiden oder reduzieren	Kapha Bevorzugen	Pitta Meiden oder reduzieren	Pitta Bevorzugen	Vata Meiden oder reduzieren	Vata Bevorzugen
			Gemüse		
Tomate (gekocht)* Wachskürbis* Yamswurzel Zucchini	Fenchel Grünkohl Karotte** Kartoffel Klettenwurzel Kohl Kohlrabi Kopfsalat Kugellauch Lauch Löwenzahnblätter Mais** Mangold Meerrettich Okra** Pak Choi Paprika Pilze* Rettich Rosenkohl Rote Bete** Rucola Rübe Schlangengurke Sellerie Senfblätter (Tsa Tsai) Spargel Spinat Sprossen Steckrübe Tindola (Scharlachranke) Tomate (sonnengetrocknet)* Topinambur Winterrettich (Daikon) Zwiebel	Lauch (roh) Mais (frisch)* Mangold Meerrettich Oliven (grün) Rettich Rote Bete (roh) Rote Bete (gekocht)* Rübe Senfblätter (Tsa Tsai) Spinat (roh) Spinat (gekocht)* Sprossen Süßkartoffel* Tomate Tomate (sonnengetrocknet)* Winterrettich (Daikon) Zwiebel (gekocht)* Zwiebel (roh)	Kartoffel Kohl Kopfsalat Lauch (gekocht) Löwenzahnblätter Luffa Maniok Okra Oliven (schwarz) Pak Choi Paprika Pastinake Pilze* Rosenkohl Rucola Schlangengurke Sellerie Spargel Sprossen (mild) Squash-Kürbis Steckrübe* Süßkartoffel Taro (Wasserbrotwurzel) Tindola (Scharlachranke) Topinambur Wachskürbis Zucchini	Kartoffel Klettenwurzel Kohl (roh) Kohlrabi Kopfsalat* Löwenzahnblätter Luffa Mais (frisch) Mangold* Oliven (grün)* Paprika Pilze Rettich (roh) Rosenkohl Rucola Schlangengurke* Sellerie Spinat (roh) Squash-Kürbis (roh) Steckrübe Tindola (Scharlachranke)* Tomate (roh) Tomate (gekocht)* Tomate (sonnengetrocknet)* Topinambur* Zucchini (roh) Zwiebel (roh)	Lauch Maniok* ** Mais (gekocht)* Meeresalgen Meerrettich Okra Oliven (schwarz) Pastinake Rettich (gekocht) Spargel Spinat (gekocht)* Sprossen* Steckrübe** Squash-Kürbis (gekocht)* Süßkartoffel Taro (Wasserbrotwurzel) Wachskürbis Winterrettich (Daikon)* Yamswurzel Zucchini (gekocht) Zwiebel (gekocht)*

Kapha Meiden oder reduzieren	**Kapha** Bevorzugen	**Pitta** Meiden oder reduzieren	**Pitta** Bevorzugen	**Vata** Meiden oder reduzieren	**Vata** Bevorzugen
			Obst		
Ananas Avocado Banane Brombeeren* Datteln Feigen (frisch) Grapefruit Heidelbeeren* Kiwi Kokosnuss Melone Orange Papaya Rhabarber Tamarinde Trauben, grün Wassermelone Zwetschgen	Apfel Aprikose Birne Cranberrys Erdbeeren* Feigen (getrocknet)* Granatapfel Guave* Himbeeren* Kaki Kirschen* Limone (Limette)* Mango* Pfirsich* Pflaume Preiselbeeren Rosinen Trauben, blau* Zitrone*	Ananas (nicht ganz reif) Apfel (sauer) Aprikose (sauer) Banane* Beeren (sauer) Cranberrys Grapefruit Himbeeren* Kaki Kiwi* Mango (nicht ganz reif) Orange (sauer) Papaya* Pflaume (sauer) Pfirsich Preiselbeeren* Rhabarber Sauerkirschen Tamarinde (sauer) Trauben, grün (sauer) Zitrone*	Ananas (reif) Apfel (süß) Aprikose (süß) Avocado* Beeren (süß) Birne Brombeeren (reif)* Datteln Erdbeeren* Feigen Granatapfel Guave Heidelbeeren (reif) Kokosnuss Limone (Limette)* Mango (reif) Melone Orange (süß)* Pflaume (süß) Pfirsich Rosinen Süßkirschen Trauben, blau (süß) Wassermelone Zwetschgen	Apfel Banane (unreif) Birne Cranberrys Datteln (getrocknet) Feigen (getrocknet) Granatapfel Guave Kaki Preiselbeeren Rosinen (trocken) Wassermelone Zwetschgen (getrocknet)	Ananas Apfel (gekocht) Aprikose Avocado Banane Datteln (frisc eingeweich oder gekoch Erdbeeren Feigen (frisc eingeweich oder gekoch Grapefruit Himbeeren Kirschen Kiwi Kokosnuss Limone (Limette) Mango Melone Orange Papaya Pflaume Pfirsich Rhabarber Rosinen (eir geweicht od gekocht) Tamarinde Trauben Zitrone Zwetschger (eingeweich oder gekoch

Kapha Meiden oder reduzieren	Kapha Bevorzugen	Pitta Meiden oder reduzieren	Pitta Bevorzugen	Vata Meiden oder reduzieren	Vata Bevorzugen
Getreide					
Couscous* Dinkel* urham-Mehl* Hafer (gekocht) Reis (weiß) Weizen	Amarant Buchweizen Gerste Hafer (ungekocht) Hirse Mais Polenta Quinoa Reis (Basmati)* Reis (braun)* Reis (schwarz) Roggen Wildreis	Buchweizen Hafer (ungekocht) Hirse Mais Polenta* Reis (braun)* Roggen	Amarant Couscous Dinkel Durham-Mehl Gerste Hafer (gekocht) Quinoa* Reis (Basmati) Reis (weiß) Weizen*	Buchweizen* Dinkel Gerste Hafer (ungekocht) Hirse Mais* Polenta* Quinoa (gepufft) Roggen	Amarant* Couscous* Durham-Mehl Hafer (gekocht) Quinoa (gekocht)* Reis Weizen
Hülsenfrüchte					
Kichererbsen* Kidneybohnen*	Adzukibohnen Erbsen Erbsen, gelb Erbsen, grün grüne Bohnen Limabohnen Linsen Mungbohnen* Mungbohnen (gespalten)* Pintobohnen Schwarzaugenbohnen schwarze Bohnen Sojabohnen* Straucherbsen (gespalten) weiße Bohnen	Linsen* Straucherbsen (gespalten)	Adzukibohnen* Erbsen grüne Bohnen Kichererbsen Kidneybohnen Limabohnen* Mungbohnen Mungbohnen (gespalten) Pintobohnen Schwarzaugenbohnen schwarze Bohnen Sojabohnen weiße Bohnen	Adzukibohnen* ** Erbsen (getrocknet) Erbsen (roh) Kichererbsen* ** Kidneybohnen* ** Limabohnen Linsen (braun/grün) Pintobohnen* ** Saubohnen Schwarzaugenbohnen* ** schwarze Bohnen* ** Sojabohnen* ** weiße Bohnen	grüne Bohnen (gekocht) Erbsen (gekocht) Linsen (rot) Mungbohnen Mungbohnen (gespalten) Straucherbsen (gespalten) veganer Panir*

Kapha Meiden oder reduzieren	**Kapha** Bevorzugen	**Pitta** Meiden oder reduzieren	**Pitta** Bevorzugen	**Vata** Meiden oder reduzieren	**Vata** Bevorzugen
		Nüsse und Saaten			
Cashews Erdnüsse Hanfsamen Haselnüsse Macadamianüsse Walnüsse	Chiasamen Flohsamen* Kürbiskerne* Leinsamen* Mais als Popcorn (ohne Salz) Sonnenblumenkerne*	Cashews Chiasamen* Erdnüsse Haselnüsse Macadamianüsse Mandeln Paranüsse Pekannüsse Pinienkerne Pistazien Sesam Walnüsse	Flohsamen Hanfsamen* Kürbiskerne* Leinsamen Mais als Popcorn (ohne Salz) Mandeln (eingeweicht und geschält)* Sonnenblumenkerne	Mais als Popcorn	Cashews* Chiasamen Erdnüsse* Flohsamen* Hanfsamen Haselnüsse Kürbiskerne Leinsamen Macadamianüsse Mandeln Paranüsse Pekannüsse Pinienkerne Pistazien Sesam Sonnenblumenkerne Walnüsse
		Öl			
Aprikosenöl Avocadoöl Kokosöl Mandelöl* Olivenöl Schlüsselblumenöl Sesamöl Sojaöl Walnussöl	Canolaöl* Distelöl* Leinöl* Maisöl* Senföl* Sonnenblumenöl*	Aprikosenöl Distelöl Erdnussöl Leinöl* Maisöl Olivenöl* Senföl Sesamöl	Avocadoöl* Canolaöl Kokosöl Mandelöl* Schlüsselblumenöl Sojaöl Sonnenblumenöl Walnussöl*	Canolaöl Maisöl* Sojaöl*	Avocadoöl Erdnussöl Kokosöl* Leinöl* Mandelöl Olivenöl Senföl Sesamöl
		Kräuter und Gewürze			
Salz* Vanille*	Ajowan Anis Asafötida (Asant) Basilikum Bockshornklee Cayennepfeffer	Ajowan Anis Asafötida (Asant) Basilikum (getrocknet) Bockshornklee	Basilikum (frisch)* Dill Estragon* Fenchel Ingwer (frisch)*	Bockshornklee* Cayennepfeffer* Chilipulver* Neemblätter*	Ajowan Anis Asafötida (Asant) Basilikum Curryblätter Dill

Kapha Meiden oder reduzieren	Kapha Bevorzugen	Pitta Meiden oder reduzieren	Pitta Bevorzugen	Vata Meiden oder reduzieren	Vata Bevorzugen
			Kräuter und Gewürze		
	Chilipulver Curryblätter Dill Estragon Fenchel* Ingwer Kardamom Knoblauch Korianderblätter Korianderpulver Kreuzkümmel Kümmel Kurkuma Langpfeffer Lorbeerblatt Majoran Minze Muskatblüte Muskatnuss Neemblätter Nelken Oregano Paprikapulver Petersilie Piment Rosmarin Safran Salbei schwarzer Pfeffer Senfsamen Sternanis Thymian Zimt	Cayennepfeffer Curryblätter* Ingwer (getrocknet) Knoblauch Langpfeffer Lorbeerblatt Majoran Muskatblüte Muskatnuss Oregano Paprika Paprikapulver Piment Rosmarin* Salbei Salz* schwarzer Pfeffer Senfsamen Sternanis Thymian	Kardamom* Korianderblätter Korianderpulver Kreuzkümmel Kümmel* Kurkuma Minze Neemblätter* Nelken Petersilie Safran* Vanille* Zimt*		Estragon Fenchel Ingwer Kardamom Knoblauch* Korianderblätter Korianderpulver* Kreuzkümmel Kümmel Kurkuma Langpfeffer Lorbeerblatt Majoran Minze Muskatblüte Muskatnuss Nelken Oregano Paprikapulver Petersilie Piment Rosmarin Safran Salbei* Salz schwarzer Pfeffer Senfsamen Sternanis Thymian Vanille Zimt

TEIL 4

Yoga – Ihre Therapie

Wenn Sie Ihr Fahrrad längere Zeit nicht fahren, wenn Sie Ihr Haus ein paar Jahre lang nicht bewohnen, bekommen Sie Probleme damit – wie mit allem, was nicht die richtige Pflege und Aufmerksamkeit bekommt. Auch Körper und Geist müssen gewartet werden. Yoga ist eines der großartigen Werkzeuge des Ayurveda, mit dem Sie Ihr Körper-Geist-System in einem besseren Zustand halten und Ihr Immunsystem unterstützen können, denn Yoga stimuliert das Lymphsystem, konditioniert die Lunge und erhält einen guten Fluss von sauerstoffhaltigem Blut zu den Organen aufrecht. Aber denken Sie daran, dass Yoga nicht nur aus Asanas besteht. Es ist eine physische, mentale und spirituelle Reise.

Die fünf Säulen des Yoga

In diesem Kapitel stelle ich Ihnen die fünf Säulen des Yoga vor, die aus einer Bewegungspraxis eine Therapie machen.

Dharana

Stellen Sie immer sicher, dass Sie Ihr Yoga-Programm mit rechter Konzentration *(Dharana)* beginnen. Diese Anfangsübung Ihres Yoga-Programms besteht darin, Körper und Geist so zu fokussieren, dass Ihre Aufmerksamkeit von den Äußerlichkeiten des Alltags auf den Moment gelenkt wird, in dem Sie üben. Nahmen Sie eine bequeme Sitzhaltung ein, vorzugsweise Vajrasana, und kommen Sie langsam ganz im Moment an. Legen Sie eine Absicht für Ihre Übungspraxis fest, die der Energie entspricht, die Sie damit erzeugen möchten. Im nächsten Kapitel lernen Sie die grundlegenden Ziele der therapeutischen Praktiken zum Ausgleich der verschiedenen Kräfte kennen.

Pranayama

Einer der Hauptgründe, warum man Yoga macht, ist die Aktivierung der Lebensenergie *(Prana)*, die in der Solarplexusregion wohnt. Der Solarplexus ist das Zentrum Ihrer inneren Galaxie und steuert alle Ihre Körpersysteme und Geistesfunktionen. Durch das

Praktizieren von Pranayama (verschiedenen Atemübungen) können Sie Ihren Solarplexus aufladen und so für einen freien Prana-Fluss sorgen. Wählen Sie je nach Status der Kräfte in Ihrem Körper und Geist die Atemtechniken, die ein Ungleichgewicht am besten ausgleichen oder dafür sorgen, dass Sie im Gleichgewicht bleiben, indem sie die Energie in Ihren Systemen regulieren, stimulieren oder erden.

Vinyasa

Vinyasa ist eine mit dem Atem verbundene Bewegungsabfolge, die für einen freien Fluss der Lebensenergie sorgt. Nachdem Sie durch die Pranayama-Übungen das Prana in der Solarplexusregion wiederhergestellt haben, üben Sie Vinyasa, um Ihre Lebensenergie in allen Körperzellen zu verteilen.

Asana

Asana ist eine stabile, aber entspannte Körperhaltung. Durch das disziplinierte Üben von Asanas mit entsprechender Konzentration *(Dharana)* und abgestimmter Atmung *(Pranayama)* können Sie Flexibilität, Gleichgewicht und Kraft in Körper und Geist erlangen. Die Asanas werden nach Ihren aktuell vorherrschenden Elementen, Ihrem Gleichgewicht oder Ungleichgewicht und Ihrem mehr oder weniger guten Gesundheitszustand ausgewählt. Im nächsten Kapitel finden Sie eine kurze Folge von auf die drei Kräfte abgestimmten Asanas.

Dhyana

Nach diesen vier Übungen geraten Sie in einen natürlichen Zustand des Gewahrseins Ihres Körpers, Ihres Geistes und Ihrer Lebensenergie und werden sich der Verbindung zwischen Ihrer inneren und äußeren Welt bewusst. Weil Sie die Spannungen in Ihren Muskeln und Gelenken durch die Asanas gelöst haben, lösen sich auch Ihre verborgenen Gefühle und Emotionen wie Angst, Unruhe, unterdrückte Wut und Traurigkeit aus den Tiefen Ihrer unteren Chakras und kommen ans Licht. Deshalb ist Dhyana (innere Versenkung) die letzte Stufe Ihres Yoga-Therapieprogramms. Dhyana hilft Ihnen, den Geist von Sorgen und Ängsten zu befreien. Indem Sie den Fokus von Ihren gegenwärtigen Gedanken abziehen, kehren Sie in einen Zustand des inneren Friedens zurück. Dhyana hilft, die Lebensenergie im Solarplexus ebenso wiederherzustellen wie deren Fluss in die Tiefen Ihres Körpers und Geistes, und das auch *nach* Ihrer Yoga-Praxis.

Yoga für das Gleichgewicht Ihrer aktuell vorherrschen Elemente und zur Stärkung der Immunkraft

Hier gebe ich Ihnen kurze Yoga-Programme, mit denen Sie die verschiedenen Kräfte ins Gleichgewicht bringen können. Sie bekommen auch Hinweise für Ihre Übungspraxis sowie dazu, wie Sie Ihren Geist beim Üben auf der Matte entsprechend einstimmen können. Wir schauen uns auch die Herausforderungen an, die bei den Übungen auftauchen können. Diese hängen davon ab, welche Kraft bei Ihnen im Moment dominiert. Wie bei jeder Übungspraxis ist es daher wichtig, dass Sie Ihre aktuell vorherrschenden Elemente kennen, um die täglichen Yogaübungen entsprechend strukturieren und darauf einstellen zu können.

Kapha mit Yoga ins Gleichgewicht bringen

Wenn Sie ein Kapha-Typ sind, ist es eine Ihrer größten Herausforderungen, das Interesse an Ihrer täglichen Übungspraxis wachzuhalten und eine gewisse Routine darin zu bekommen. Richten Sie sich zu Hause eine Yoga-Ecke ein, der Sie mit Ihren Lieblingsfarben und Dekorationsgegenständen Ihre persönliche Note verleihen können – zur Inspiration und um Sie auf die Yogamatte zu bringen.

Sobald Sie auf der Matte stehen, versuchen Sie, Ihren Elan aufrechtzuerhalten und mit den Yogahaltungen Ihre Grenzen auszuloten. Während der gesamten Übung bleiben Sie konzentriert und stellen sich eine gewisse Leichtigkeit in Ihrem Körper vor. Da Kapha geerdet und in seinen grundlegenden Eigenschaften schwer ist, wählen Sie Asanas, die Ihren Körper vom Boden abheben und Aufwärtsbewegungen fördern. Nehmen Sie jede Haltung mit Entschlossenheit ein und mit dem Gefühl, dass dies Ihre Therapie und gleichzeitig ein Vergnügen ist.

Pitta mit Yoga ins Gleichgewicht bringen

Achten auch Sie darauf, Ihre Yogaübungen mit einer gewissen Leichtigkeit durchzuführen. Denn Menschen, bei denen Pitta dominiert, neigen dazu, alles allzu perfekt machen zu wollen, was nur zu Stress und Frustration führt, wenn sie gerade erst anfangen zu üben. Sehen Sie die Yogamatte zunächst einmal als einen Ort, an dem sich Ihr Körper ausruhen und Ihr Geist entspannen kann. Wählen Sie Asanas, die Agni im Solarplexusbereich reduzieren und Verspannungen der Muskeln lösen können. Führen Sie diese aber auch sanft aus, damit Ihr Körper beim Üben nicht heiß wird und Ihr Geist nicht wieder in Stress gerät. Bleiben Sie während der gesamten Yogastunde körperlich und geistig ruhig. Und wenn Sie sich einmal nicht entspannen können, legen Sie sich einfach auf die Matte, bis sich Entspannung einstellt, und machen erst dann weiter.

Vata mit Yoga ins Gleichgewicht bringen

Für Sie als Vata-Typ besteht die größte Herausforderung darin, diszipliniert jeden Tag Yoga zu machen. Das Wichtigste ist, dass Sie es sich fest vornehmen, indem Sie sich sagen: »Ich weiß zwar nicht, was morgen ist, aber heute machte ich trotzdem Yoga.« Wenn dies jeden Morgen Ihr Mantra ist und Sie Ihren Körper auf die Yogamatte bringen, indem Sie sich sagen, dass es nur für hier und heute ist, wird es schließlich Routine und Sie ziehen Ihr tägliches Programm ohne Unterbrechung durch. Wählen Sie dazu erdende Asanas, die Spannungen im Unterbauchbereich und im Beckenbereich lösen können. Halten Sie Ihr Energieniveau aufrecht, indem Sie schnelle Bewegungen vermeiden und die Asanas langsam ausführen. Seien Sie ganz im Moment und bleiben Sie während der gesamten Übung ruhig und zentriert. Erinnern Sie sich oft daran, dass Sie gut für sich selbst sorgen, indem Sie Yoga üben, und dass Sie auch in turbulenten Phasen Ihres Lebens niemals damit aufhören werden.

Zwanzig Minuten Yoga, um Kapha, Pitta und Vata ins Gleichgewicht zu bringen

Die folgenden Programme wurden speziell entwickelt, um unter Berücksichtigung der begrenzten und oft mangelhaften Bewegungsmuster, die unsere moderne Lebensweise mit sich bringt, die natürliche Flexibilität, das Gleichgewicht und die Kraft unseres Körpers wiederherzustellen und aufrechtzuerhalten. Wenn wir auf allzu bequemen Stühlen sitzen, auf Füßen gehen, die in modischen Schuhen, vielleicht noch mit hohen Absätzen, eingeschlossenen sind, und in weichen Betten schlafen, werden unsere Gelenke und Muskeln steif, unsere Haltung verkrüppelt und wir bewegen uns, als wären wir alt, auch wenn wir vielleicht noch ganz jung oder erst im mittleren Alter sind.

Deshalb empfehle ich Ihnen, morgens Ihr persönliches Yoga-Programm zu durchlaufen, um Ihre Haltung neu auszurichten und sich energetisch auf den Tag einzustimmen. Unten finden Sie drei grundlegende Programme, jeweils eines, um Kapha, Pitta oder Vata auszugleichen. Wählen Sie das aus, das Ihren aktuell vorherrschenden Elementen entspricht.

Wenn Sie weitere Hilfe oder ein Programm für ein bestimmtes Symptom oder eine bestimmte Krankheit benötigen, empfehle ich Ihnen, sich an einen Ayurveda-Yogatherapeuten zu wenden und sich ein individuelles Programm zusammenstellen zu lassen. Wenn Sie keinen Ayurveda-Yogatherapeuten in Ihrer Nähe finden, können Sie auf meine Website gehen und sich Yoga-Asanas für Ihre aktuellen Gesundheitsprobleme anhand der aufgeführten Symptome auswählen. Indem Sie das Yoga-Programm für Ihre aktuell vorherrschenden Elemente um diese zusätzlichen Asanas für bestimmte Symptome ergänzen, schaffen Sie sich Ihre individuelle Yoga-Praxis und werden Ihr eigener Therapeut.

Kapha

1. Dharana (3 Minuten)
2. Pranayama, energiespendend (3 Minuten)
3. Berg – Tadasana (1 Minute)
4. Stuhl – Utkatasana (2 Minuten)
5. Herabschauender Hund – Adho Mukha Svanasana (1 Minute)
6. Brett – Chaturanga Dandasana (1 Minute)
7. Herabschauender Hund – Adho Mukha Svanasana (1 Minute)
8. Drehsitz – Ardha Matsyendrasana (1+1 Minute)
9. Schiefe Ebene – Chaturanga Dandasana (1 Minute)
10. Savasana mit Dhyana (5 Minuten)

Pitta

1. Dharana (5 Minuten)
2. Pranayama, kühlend (3 Minuten)
3. Katze – Majariasana (1 Minute)
4. Herabschauender Hund – Adho Mukha Svanasana (½ Minute)
5. Kind – Balasana (1 ½ Minuten)
6. Krokodil – Makarasana (3 Minuten)
7. Savasana mit Dhyana (5 Minuten)

Vata

1. Dharana (3 Minuten)
2. Pranayama, beruhigend (5 Minuten)
3. Berg – Tadasana (1 Minute)
4. Baum – Vrikshasana (1 Minute)
5. Vorbeuge aus dem Stand – Uttanasana (1 Minute)
6. Knie zur Brust – Apanasana (1 Minute)
7. Sayana Balasana mit Dhyana (7 Minuten)

TEIL 5

Meditation – Medizin für Ihren Geist

Unser Geist ist die Gesamtheit des Denkens und Fühlens. Er bestimmt den Grad der Zufriedenheit und der Freude an allem, was wir im Leben haben und tun. Ob wir grundsätzlich eher glücklich oder eher traurig sind, hängt nicht davon ab, was wir besitzen oder nicht besitzen, sondern davon, was wir denken und fühlen. Und wenn wir nicht kontrollieren oder entscheiden können, was wir denken wollen, können unsere Träume nicht in Erfüllung gehen, und wir leben bis ans Ende unserer Tage wie Sklaven unserer eigenen Gedanken und Gefühle.

Ihr Geist ist der Architekt Ihres Lebens

In diesem Teil des Buches stelle ich Ihnen einige einflussreiche Faktoren unseres Geistes vor, die unsere Kernpersönlichkeit ebenso prägen wie unsere Beziehung zur Außenwelt (und natürlich unsere Beziehung zu uns selbst). Wenn man bedenkt, dass unsere Einstellung der Spiegel unseres Geistes ist, also das, worin er sich präsentiert, wird deutlich, dass er auch andere Menschen beeinflusst, mit denen wir es im Privat- wie im Berufsleben zu tun haben.
Im nächsten Kapitel stelle ich Ihnen außerdem ein paar traditionelle Körper-Geist-Techniken vor, die Sie täglich anwenden können, um Ihren Geist von den besonders schwierigen Mustern zu befreien, mit denen Sie sich vielleicht in Ihren Beziehungen konfrontiert sehen.

Unsere Gesundheit und Immunkraft hängen nicht nur davon ab, was wir physisch essen, sondern auch davon, was wir als mentale Nahrung aufnehmen und wie wir diese verarbeiten. Da alle Funktionen unseres Körper-Geist-Systems miteinander verflochten sind, wirkt sich alles, was in dem einen geschieht, auch auf das andere aus. Wenn Gedanken oder Gefühle eine negative Energie in unserem Geist erzeugen, wirkt sich das auf die Gesundheit unseres Körpers aus, indem es die normale Funktion unserer Systeme beeinträchtigt und damit eine Herausforderung für unsere natürliche Immunabwehr darstellt.

Die englische Version des Sprichworts »Müßiggang ist aller Laster Anfang« heißt wörtlich übersetzt: »Ein müßiger Geist ist die Werkstatt des Teufels.« Wenn wir unseren denkenden Geist nicht mit gesunder Nahrung füttern, und damit meine ich kreative und inspirierende Gedanken, ist er mit ungesunden, pessimistischen Inhalten beschäftigt, mit vergifteter Nahrung, die mulmige Gefühle hervorruft. Viele Menschen glauben, Positivität sei der natürliche Geisteszustand und wir müssten uns nicht anstrengen, um sie in unserem täglichen Leben hervorzurufen. Doch Positivität stellt sich erst ein, wenn die Zeit reif ist oder in unserem Leben alles gut läuft.

Nur muss ich leider sagen, dass es angesichts des Ausmaßes an Negativität in unserer Welt sogar nötig ist, unseren Geist durch tägliches Training darauf zu trainieren, positive Energie aus möglichst vielen Situationen zu ziehen. Wenn wir ihn nicht rechtzeitig mit guter Energie füttern, geht er wie ein hungriges Pferd los, sucht sich sein Futter selbst und findet es höchstwahrscheinlich auf dem Müllhaufen: etwas von der Negativität, die andere Menschen weggeworfen haben, Müll, der unseren Geistkörper vergiften kann. Wenn wir das verstanden haben, können wir uns angewöhnen, jeden Tag einige Übungen zu machen, um die mentale Immunkraft zu erlangen, mit der wir jeder Art von eindringender Negativität widerstehen können.

Stellen Sie sich angesichts der Tatsache, dass einem Menschen jeden Tag Tausende von Gedanken durch den Kopf gehen, einmal die Frage, wie viele Ihrer täglichen Gedanken wirklich erbaulich sind. Eben! Und wenn wir nun bedenken, dass unsere Gedanken Ausgangspunkt jeder Handlung sind und dass jede Handlung ein Baustein für unsere Gesundheit und unser Wohlbefinden ist, verstehen wir auch, was wir uns im wahrsten Sinne des Wortes selbst *antun,* wenn wir uns immer wieder stressigen, ängstlichen und depressiven Gedanken zuwenden.

Wir alle denken, dass wir, wenn wir die Wahl hätten, keinen einzigen Gedanken wählen würden, der uns ein unangenehmes

Gefühl gäbe. Doch meistens haben wir das Gefühl, uns unsere Gedanken nicht aussuchen zu können. Dabei geschieht das nur, wenn wir keine gute Verbindung zu unserer inneren Welt haben oder die Kontrolle über unseren Geist verloren haben, weil unser Bewusstsein nur in der äußeren Welt lebt.

Die einzige Lösung, um in unsere innere Welt zurückzukehren und die Führung unseres Geistes zu übernehmen, ist die Meditationspraxis. Sie kann uns helfen, uns mit unserem wahren Ich zu verbinden und uns selbst sowie unsere Fähigkeiten und Grenzen auf einer tieferen Ebene zu verstehen. Und wenn wir uns erst einmal selbst verstanden haben, fällt es uns leichter, auch andere Menschen in unserem Leben zu verstehen und gute Beziehungen zu ihnen zu unterhalten, indem wir Brücken der Kommunikation zwischen den Herzen bauen.

Meditation ist Medizin für den Geist. Regelmäßiges Praktizieren dieser uralten Methode hilft Ihnen, Ihren Geist von den toxischen Gedanken und Gefühlen zu befreien, die sich täglich in den Gehirnzellen ansammeln. In unserem geschäftigen Alltag vergessen wir oft, die wichtigsten Gedankensamen auszusäen, die zu fruchtbaren Gefühlen werden können. Was immer wir in unserem Leben gewinnen und wem auch immer wir auf unserem Weg begegnen: Wenn wir am Ende eines jeden Tages in unser eigenes Inneres zurückkehren können, indem wir die materiellen Dinge um uns herum relativierend betrachten, aus unseren Fehlern lernen und Schuldgefühle löschen, um uns auf die Reise in einen neuen Sonnenaufgang vorzubereiten, können wir am nächsten Morgen mit frischen Gedanken aufwachen und voller Energie und mit positiven Gefühlen durchs Leben gehen.

Sich selbst und andere verstehen

Mit der Weisheit des Ayurveda können Sie einen anderen Menschen auf einer tieferen Ebene verstehen, was Ihnen hilft, Beziehungen von Herz zu Herz aufzubauen. Doch bevor Sie versuchen, die andere Person zu verstehen, sollten Sie sich selbst besser verstehen, indem Sie alle Ihre Seiten kennenlernen und akzeptieren. Während sich einige Ihrer Merkmale von Geburt an gezeigt haben, haben sich andere in bestimmten Lebensphasen entwickelt. Das bedeutet laut Ayurveda, dass alle körperlichen Merkmale und geistigen Eigenschaften, über die Sie von Geburt an verfügen, Merkmale der zur damaligen Zeit dominierenden Kraft sind. Dies ist Ihre Kernpersönlichkeit.

Wenn Sie nun viel Zeit mit jemandem verbringen, müssen Sie sowohl Ihre eigene als auch die Kernpersönlichkeit des anderen verstehen, um Konflikte und Enttäuschungen zu vermeiden. Angenommen, Ihre von Geburt an dominierende Kraft ist Pitta und Sie leben mit einem Partner zusammen, der auch ein Pitta-Typ ist. Da die Kernmerkmale von Pitta »intensiv, abenteuerlustig und pädagogisch begabt« lauten, führen Sie beide im ausgeglichenen Pitta-Zustand eine starke und leidenschaftliche Beziehung. Aber in Zeiten des Ungleichgewichts zeigen Pitta-Typen die Symptome von Stress und Wut, werden dominierend und streitsüchtig und unterminieren so ziemlich alles, was an der Beziehung gut und wünschenswert ist.

Probleme in Beziehungen hängen immer auch davon ab, welche Kräfte bei den Partnern von Geburt an dominieren und ob die beiden sich im Zustand des Gleichgewichts oder des Ungleichgewichts befinden. Wenn in einer Paarbeziehung beide Partner Kapha oder Pitta oder Vata sind oder wenn eine Kombination völlig unterschiedlicher Kräfte vorliegt, legen sie im Zustand des

Gleichgewichts die guten Eigenschaften ihrer jeweiligen Kernpersönlichkeit an den Tag und wachsen in der Beziehung zusammen. In Zeiten des Ungleichgewichts zeigen sich jedoch bei beiden die Symptome der jeweils vorherrschenden Kraft, was wiederum die gegenseitige Verbindung und alle guten Seiten der Beziehung untergräbt.

Um eine gute persönliche oder auch berufliche Beziehung zu einer anderen Person aufbauen zu können, ist es daher wichtig, nicht nur den eigenen Wesenskern und den der anderen Person zu kennen (dieser ist immer davon abhängig, welche Elemente jeweils von Geburt an dominieren), sondern auch zu verstehen, welche Auswirkungen ein Ungleichgewicht der aktuell vorherrschenden Elemente auf das Verhalten eines Menschen haben können.

Das Hauptproblem auf dieser Welt ist von jeher das mangelnde Verständnis der Menschen füreinander. Dies führt zu Konflikten in Familien, Streitigkeiten in der Gesellschaft und Kriegen zwischen Ländern. Dabei reicht es schon, den Wesenskern der uns nächsten Menschen zu kennen und über einige der typischen, damit verbundenen Verhaltensmuster Bescheid zu wissen, um auch mit uns fremden Menschen viel besser umgehen zu können. Statt uns über sie aufregen oder über ihr unerwartetes Verhalten zu ärgern, können wir sie dann geduldig beobachten, die funktionale Kraft hinter jeder Persönlichkeit verstehen und entsprechend reagieren.

Wenn ich Klienten sagen höre, dass sie ihren Chef hassen, weil in ihrem Büro entweder gar nichts passiert oder, wenn doch, dann viel zu langsam, kann ich aufrichtig antworten, ich hätte mir schon gedacht, dass genau dies der Fall sei. Dann schauen sie mich überrascht an und fragen, woher ich das weiß, weil sie mir die Situation ja noch gar nicht näher auseinandergesetzt haben. Zu ihrer Überraschung erkläre ich ihnen dann noch die Eigenschaften ihres Chefs, den ich persönlich natürlich genauso wenig kenne. Nun fragen sie sich natürlich umso mehr, wie ich das alles wissen kann. Nun, mein Wissen basiert auf der einfachen Mathematik des Ayurveda. Wenn mein Klient ein Pitta-Typ mit einem Ungleichgewicht in dieser Kraft ist und unter einer Person arbeitet, die ein Kapha-Typ ist (vielleicht sogar mit einem Ungleichgewicht in Kapha), ist es kein Wunder, dass die langsame Art dieses Chefs, Entscheidungen zu treffen und im Büro umzusetzen, meinen Klienten irritiert und frustriert. In solchen Situationen schlage ich vor, die guten Eigenschaften beider Kräfte zu verstehen, sich darauf zu konzentrieren und voneinander zu lernen, indem man sich gegenseitig inspiriert. Dies hilft beiden Persönlichkeiten, sich auf ihrem Gebiet entgegenzukommen, gemeinsam zu wachsen und in einer friedlichen und förderlichen Atmosphäre zu arbeiten.

Wir leben in einer Gesellschaft, in der es unvermeidlich ist, in allen Lebensbereichen mit verschiedenen Arten von Menschen zu tun haben. Man kann auch sagen: in der es unvermeidlich ist, mit verschiedenen *Persönlichkeiten* zu tun zu haben; was bedeutet, dass Sie sich das Leben leichter machen können, wenn Sie die Haupteigenschaften jeder Person kennen. Angenommen, Sie veranstalten eine Party für Ihre Freunde bei sich zu Hause und wissen, dass manche Ihrer Freunde Kapha-, andere Pitta- und noch andere Vata-Typen sind. Wenn Sie sich dessen bewusst sind, kennen Sie die Stärken und Schwächen Ihrer Freunde und wissen, wer pünktlich ist und wer Probleme damit hat. Angenommen, Sie möchten, dass alle bis sechs Uhr abends auf Ihrer Party anwesend sind. Weil Sie wissen, dass Pitta-Typen normalerweise pünktlich sind, bitten Sie diese Freunde, zur richtigen Zeit bei Ihnen zu sein. Den Kapha-Typen, die in der Regel eher entspannt sind, sagen Sie, sie sollen um halb sechs da sein, weil Sie wissen, dass sie wahrscheinlich zu spät kommen und erst gegen sechs da sind. Die Freunde, bei denen Vata dominiert, sind eher künstlerische Typen, denen es schwerfällt, einen Zeitplan einzuhalten. Rufen Sie sie am Tag der Party an, um sie noch einmal daran zu erinnern, und bereiten Sie sich innerlich darauf vor, sich nicht aufzuregen, wenn sie nicht pünktlich erscheinen oder sogar überhaupt nicht auftauchen.

In Anbetracht der Tatsache, dass wir in einer Gesellschaft leben, die Menschen mit unterschiedlichen Persönlichkeiten vereint, sollten wir die Kunst des rechten Umgangs mit dem denkenden Geist beherrschen, um im Privatleben wie im Beruf erfolgreich sein zu können. Um mit allen Arten von Menschen und ihrem Verhalten umgehen zu können, müssen wir den denkenden Geist verstehen lernen und ihn auf den Weg des Lichts und nicht der Dunkelheit führen – nicht nur den Geist anderer, denen wir auf unserem Lebensweg begegnen, sondern auch unseren eigenen. Egal, ob Sie eine Führungskraft sind, ein Unternehmer oder einfach nur ein Mensch, der sich in allen Lebensbereichen umsehen möchte: Sie müssen die grundlegenden Lektionen lernen, um Ihren Geist entsprechend steuern zu können.

Wenn Sie also die Kunst lernen wollen, Ihren wilden Geist zu reiten, wenn Sie jemand sein wollen, der seine eigenen Gedanken und Gefühle dazu bringen kann, wie ein gehorsames Pferd in der Spur zu galoppieren, müssen Sie mit äußerster Disziplin und Geduld genau das üben. Im folgenden Kapitel werden Sie dafür geeignete Meditationstechniken kennenlernen, die ich meinen Klienten oft vermittle. Diese Geistesübungen helfen Ihnen, sich auf Ihre Arbeit zu konzentrieren und in Ihrem persönlichen Leben präsent zu sein, ohne dabei von den üblichen stressigen Gedanken und Gefühlen gestört zu werden.

Meditation für Ihre geistige Immunkraft

Hier stelle ich Ihnen zwei Arten der mentalen Übung vor. Mit der ersten scannen Sie Ihren Geist, um die virtuellen Viren ausfindig zu machen, die Ihre innere Welt häufig stören und verschiedene psychische Probleme im täglichen Leben verursachen. Die zweite Meditationstechnik ist nützlich, um diese »Viren« durch Neuprogrammierung des Geistes mit freudigen und friedlichen Gefühlen, unterstützt von positiven Gedanken, unschädlich zu machen. Doch fangen wir mit der Basis an.

Meditation ist eine disziplinierte Geistesübung. Wenn Sie durch gezieltes und kontinuierliches Üben in einen meditativen Zustand gelangt sind, können Sie die schwierigen Situationen in Ihrem täglichen Leben bewältigen und innerlich ruhig bleiben, indem Sie auf eine reife Weise mit Ihren Gedanken und Gefühlen umgehen.

Die größte Herausforderung beim Meditieren ist die Reaktion Ihres eigenen Geists. Hier kommen Sie nur mit Entschlossenheit und Einsicht in Ihre inneren Konflikte weiter. Möglicherweise haben Sie dabei das Gefühl, mitten auf dem Ozean ein sinkendes Schiff zu reparieren. Aber sobald Sie es geschafft haben, können Sie die Reise fortsetzen und den Rest des Abenteuers in den unendlichen Wellen des Ozeans genießen – Ihr Leben.

Betrachten Sie Ihre Meditation als eine Reise auf den Flügeln Ihrer Vorstellungskraft. Als Anfänger sollte Ihnen klar sein, dass alles, was Ihre Vorstellungskraft behindert oder Ihren kreativen

Geist beurteilt, eine Hürde sein kann, über die Ihr Geist stolpert und wieder ins gleiche Loch der unruhigen Gedanken fällt. Wenn Sie beim Meditieren das Verhalten Ihres Geistes auf der Grundlage wissenschaftlicher Sichtweisen analysieren, kann Sie das davon abhalten, wirklich tief in die Meditationspraxis einzutauchen. Von meinen Schülern habe ich erfahren, dass einige von ihnen in ihrem ganzen Leben noch nie meditieren konnten, weil es ihnen schwerfällt, sich etwas vorzustellen, das sie mit ihren fünf Sinnen nicht erfassen können, oder weil sie an dem festhalten, was sie zu sein *glauben,* und deshalb gar nicht erkennen, wer sie in ihrer inneren Welt *wirklich* sind. Das hält sie davon ab, in diesem Leben eine spirituelle Erfahrung zu machen.

Als Meditationsanfänger empfehle ich Ihnen, sich in Geduld zu üben und zu keinem Zeitpunkt Ihrer Praxis *(Sadhana)* zu ehrgeizig zu sein; denn das würde Sie nur enttäuschen und vor weitere Herausforderungen stellen, wenn es darum geht, in einen friedlichen Geisteszustand einzutreten. Sie müssen jetzt nur eins tun, nämlich Ihre Fantasie wecken, indem Sie die Meditationstechniken mit Freude und Hoffnung anwenden.

Svadhyaya (Studium des Selbst)

In unserem modernen Bildungssystem schulen wir unseren Geist, indem wir alles von außen lernen. Nach altem vedischem Wissen fängt die Geistesschulung eines jeden Menschen dagegen mit introspektiver Arbeit an. Die Außenwelt dient lediglich als Projektionsfläche für die im Inneren gesammelten Informationen. Das heißt auch, dass jeder Mensch Anteil an der Gestaltung der Welt hat, indem er seine ganz besonderen Talente und Fähigkeiten in die Gesellschaft einbringt. In der modernen Welt sind wir dagegen gezwungen, unseren Geist so zu formen, dass er in das bestehende System der Welt passt; oft ohne Rücksicht auf unsere wahren Talente. Daher kommen die meisten Talente in unserer Welt gar nicht zum Ausdruck und viele Menschen sind unzufrieden und enttäuscht, weil sie nichts über den wahren Sinn ihres Lebens auf dem Planeten Erde wissen. Und tatsächlich verlassen viele Menschen diesen Planeten, ohne ihre wahren Talente jemals gefunden zu haben. Sie verbringen ihr ganzes Leben damit, auf äußere Stimmen zu hören, in Spuren zu wandeln, die andere Menschen hinterlassen haben, und überhaupt an alles zu glauben, was sie von der Außenwelt erfahren haben. Aber sie denken gar nicht daran, auch nur ein paar Sekunden lang auf ihre eigene Stimme zu hören, weil sie Angst haben, den Wünschen ihres eigenen Herzens zu folgen. Hätten sie das auch nur einmal in ihrem Leben getan, hätte dies den Samen eines anderen Glaubens in ihren Geist eingegeben und sie hätten ein anderes Leben führen können – ein erfülltes Leben voller Freude und Frieden.

Denken Sie also daran: Noch sind Sie nicht tot und haben die Chance, das Leben voll und ganz zu genießen, so wie Millionen von Menschen vor Ihnen. Atmen Sie tief durch und spüren Sie, dass Sie noch am Leben sind und genug Zeit haben, Ihre Gedanken, Ihre Einstellung, Ihre Überzeugungen und den Rest Ihres Lebens radikal zu ändern. Jetzt müssen Sie nur noch eins tun, nämlich aus dem ewig langen Fackelzug unserer Gesellschaft ausscheren, in dem alle mit den gleichen Zielen und den gleichen Wünschen unterwegs sind, die aber alle nichts mit Ihren persönlichen Zielen und Wünschen zu tun haben. Sobald Sie nicht mehr in dieser Reihe sind, sehen Sie alles klar und wissen, was Sie wirklich wollen und was nicht. Sie wissen genau, wie Sie dieses Leben führen und sich darin fühlen möchten. Sie erkennen den Ursprung Ihrer unbehaglichen Gedanken und Gefühle, die den Stress und den Druck erzeugen, etwas Bedeutungsloses auf diesem Planeten erreichen zu wollen. Von nun an wissen Sie, dass es externe Kräfte waren, die von Kindheit an in Ihr System eingedrungen sind und zum Diktator Ihres Geistes wurden. Und Sie wissen auch, dass es Zeit ist, zu dem Geisteszustand zurückzukehren, in dem nur Frieden und Freude existieren und Gewinn oder Verlust, Schulden oder Besitz keine Rolle spielen, sondern Sie einfach der Mensch sein können, der Sie in Ihrer inneren Welt sind.

Viren im Geist

Angesichts dessen, dass sämtliche Überzeugungen einer Person in ihrer Vergangenheit verwurzelt sind, kann sich natürlich kein denkender Geist über Nacht ändern. Wir wurden zwar alle einmal mit einem leeren Speicher geboren (der gewisse Ähnlichkeiten mit der Festplatte eines neuen Computers hat), doch während wir unsere verschiedenen Lebensabschnitte durchlaufen haben, hat unser Gedächtnis Millionen von Mustern (Programmen) gespeichert, die zu unseren Ansichten über das Leben wurden. Und während einige dieser Ansichten förderlich sind, verhindern andere, dass sich unser Geist weiterentwickelt. Aber selbst wenn wir nach ähnlichen Überzeugungen leben, kann das ganz unterschiedlichen Einfluss auf uns haben. Wenn eine Person beispielsweise an die Gegenwart Gottes in ihrem Leben glaubt und in diesem Glauben ein rechtschaffenes Leben führt, dann hilft dieser Glaube der Person, gute Eigenschaften und Verhaltensweisen zu entwickeln. Ein anderer Mensch glaubt vielleicht an denselben Gott, aber weil er so fest davon überzeugt ist, dass Gott nur in seiner Religion existiert und der einzige Weg zu Gott über gewisse religiöse Rituale führt, die er damit verbindet, dann ist er fanatisch und respektlos anderen Religionen und religiösen Praktiken gegenüber.

Ob es sich nun um persönliche, soziale, politische oder religiöse Ansichten handelt, denken Sie immer wieder daran, dass unser gesamtes Leben das Ergebnis einer Reihe von Überzeugungen ist, die unserem Geist über die Jahre eingeprägt wurden. Und solange wir wachsen wie ein bengalischer Feigenbaum, breiten sich die Wurzeln unseres Glaubens aus und dringen immer tiefer in unbekannte Erdschichten vor. Was wir im Außen als unseren physischen Körper sehen, entspricht den Blättern, Zweigen und Ästen des Baumes, aber der Kern des Baumes, unsere tiefen Überzeugungen, werden über die Wurzeln genährt, die unsichtbar und in der Erde verborgen sind.

In der Meditation können Sie nun Ihren Geist erkunden, die Wurzeln Ihrer Gedanken, Ihre Überzeugungen. Sie können verstehen und überprüfen, ob es Überzeugungen gibt, die schon sehr lange durch Ihren Geist spuken, sozusagen als Viren, die Ihr geistiges Wachstum behindern. Doch auch wenn Sie Ihre Viren erkennen, ist es nicht immer einfach, sie aus Ihrem Gehirn zu löschen (wie bei Viren im Computer auch). In diesem Stadium müssen Sie, sobald Sie einen Virus gefunden haben, eine Meditationstechnik anwenden, die als Impfung bezeichnet wird und Ihnen hilft zu verhindern, dass der Virus weiteren Einfluss auf die Entwicklung Ihrer Gedanken und Gefühle nimmt.

Um diese Methoden in Ihr Leben zu bringen, machen Sie sich zunächst mit dem Ablauf und den Grundlagen der Meditation vertraut und beginnen dann mit der ersten Svadhyaya-Übung, einer Meditation zur Erkundung des Geistes. Sobald Sie Viren in Ihrem Kopf gefunden haben, können Sie mit der zweiten Übung fortfahren, der Impfung. Während die erste Übung Ihnen hilft, die Grundursache für Ihre Gedankenprobleme zu finden, hilft Ihnen die zweite Übung, diese Virenprogramme durch die neuen Antivirenprogramme Ihres Geistes zu entschärfen.

Ablauf und Grundlagen der Meditation

Eine Sitzhaltung einnehmen

Ich schlage vor, Sie setzen sich mit gekreuzten Beinen in die Haltung, die wir *Siddhasana* nennen (oder eine Variante wie *Sukhasana* oder *Padmasana*). Setzen Sie sich bei Bedarf auf ein Kissen. Es ist wichtig, dass Ihre Hüften höher sind als Ihre Knie. Legen Sie bei Bedarf auch Kissen unter die Knie. Wenn es Ihnen zu schwer fällt, mit gekreuzten Beinen auf dem Boden oder einem Kissen zu sitzen, können Sie sich auch auf einen Stuhl setzen. Es ist wichtig, dass Ihr Rumpf beim Meditieren eine aufrechte Haltung einnimmt. Vermeiden Sie daher das Zusammensacken auf einem Sofa oder einem bequemen Sessel.

1. Setzen Sie sich mit ausgestreckten Beinen auf den Boden oder das Kissen.
2. Beugen Sie Ihr linkes Knie und bringen Sie die linke Ferse möglichst nah an den Rumpf, in die Leistengegend.
3. Beugen Sie Ihr rechtes Knie und bewegen Sie den Fuß zur Vorderseite des linken Knöchels.
4. Sie können Ihre Füße dort lassen, wo sie gerade sind, oder den rechten Fuß anheben und auf den linken Knöchel legen. Bringen Sie die rechte Ferse nah an die Leistengegend und schieben Sie die Zehen des rechten Fußes in den Raum zwischen der linken Wade und dem Oberschenkel.
5. Legen Sie die Hände auf die Knie mit den Handflächen nach oben oder unten, gemäß den nachstehenden Anweisungen für Kapha, Pitta und Vata.

Denken Sie daran, die Position der Beine von Tag zu Tag zu wechseln, um ungleichmäßige Bewegungsmuster in Knien und Hüften zu vermeiden. Wenn Ihr rechtes Bein an einem Tag vorne beziehungsweise oben liegt, legen Sie am nächsten Tag das linke Bein nach vorne beziehungsweise oben.

Achten Sie unabhängig von der Sitzposition darauf, die Wirbelsäule langzumachen. Die natürliche Krümmung der Wirbelsäule bleibt erhalten. Sie sacken weder in sich zusammen, noch fallen Sie ins Hohlkreuz. Die Haltung sollte aktiv und nicht starr sein. Sie können das Kinn leicht einziehen, wenn dies nötig ist, um die Länge in der Halswirbelsäule beizubehalten.

Schließen Sie sanft die Augen. Halten Sie Ihr Gesicht entspannt, indem Sie die Muskeln um Augen und Ohren entspannen. Lösen Sie alle Spannungen im Kiefer und lassen Sie ein sanftes Lächeln auf Ihre Lippen treten. Achten Sie darauf, die Zähne nicht zusammenzubeißen oder die Zunge gegen das Gaumendach drücken.

Ich empfehle Ihnen, während der Meditation durch die Nase zu atmen, weil dies den Atem ruhig und den Geist fokussiert hält.

Einen Anker wählen

Nachdem Sie sich zum Meditieren hingesetzt haben (am besten an einem ruhigen Ort, an dem Sie nicht gestört werden), sehen Sie sich wahrscheinlich sofort mit verschiedenen Störungen aus Körper und Geist konfrontiert. Das ist ganz natürlich und nichts, worüber Sie sich Sorgen machen, was Sie bekämpfen oder krampfhaft ignorieren müssen. Um physische und mentale Ablenkungen erfolgreich aussitzen zu können, schlage ich vor, dass Sie einen symbolischen Anker wählen, der Sie zentriert und Ihre Aufmerksamkeit wieder auf den Moment lenkt. Sie können eine der folgenden Optionen wählen:

- Ihren Atem
- die Geräusche um Sie herum
- das Gefühl in Ihren Händen bzw. Handflächen

Sie können sich aber auch einen eigenen Anker suchen.

Und so fängt es an

Nehmen Sie sich etwas Zeit, um die Sitzhaltung einzunehmen, die Ihrem körperlichen Zustand am besten entspricht.
Scannen Sie Ihren Körper, um sicherzustellen, dass Sie eine gute Ausrichtung gefunden haben, und lassen Sie alle Spannungen los, die Sie derzeit in Ihrem Körper oder Geist spüren. Nehmen Sie Ihren körperlichen und geistigen Zustand ohne jedes Urteil zur Kenntnis.

Richten Sie Ihre Aufmerksamkeit sanft auf den von Ihnen gewählten Anker oder wählen Sie eine der unten beschriebenen Techniken, wenn Ihnen das lieber ist.

Die Meditation ausklingen lassen

Wenn Ihre Meditationssitzung beendet ist, schlage ich vor, dass Sie ein paar Minuten in Savasana (empfohlen für Kapha und Pitta) oder Sayana Balasana (empfohlen für Vata) liegen bleiben und sich langsam wieder auf die Außenwelt einstellen.

Meditationsrichtlinien für die drei Kräfte

Kapha

Sitzhaltung: Um die Neigung in Richtung Schwerkraft auszugleichen, muss eine Person, bei der Kapha dominiert, besonderen Wert darauf legen, eine starke und aufrechte Sitzposition einzunehmen. Ein Kissen, ein Hocker oder ein Stuhl kann Sie stützen, wenn Sie tendenziell nach vorn sinken.
Mudra – die Handhaltung: Wählen Sie eine Handposition, die geistige Klarheit fördert und Ihnen auf der körperlichen Ebene Energie gibt, vorzugsweise mit den Handflächen nach oben. Legen Sie die Hände auf die Knie. Dabei sind die Arme aktiv und die Brust ist breit mit leicht angehobenem Brustbein. Rollen Sie die Zeigefinger so ein, dass sie Kreise bilden, wobei die Fingerspitze jeweils die Daumenbasis berührt. Strecken Sie die anderen drei Finger so weit wie möglich, ohne die Handmuskeln zu belasten.
Meditationstechnik: Heben Sie bei jedem Einatmen den Rumpf an und längen Sie die Wirbelsäule. Stellen Sie sich eine Energielinie von der Basis der Wirbelsäule bis zum Scheitelpunkt des Kopfes vor. Behalten Sie dieses Gefühl der Leichtigkeit beim Ausatmen bei. Dies wird Ihnen helfen, während der Meditation wachsam zu bleiben.

Pitta

Sitzhaltung: Zu Beginn einer Meditationssitzung müssen Personen, bei denen Pitta dominiert, zwei Körperzonen zusätzliche Aufmerksamkeit schenken, nämlich den Schultern und dem Solarplexus, besonders wenn Pitta nicht im Gleichgewicht ist. Bevor Sie sich in die Meditationshaltung setzen, legen Sie sich ein paar Momente auf den Boden und lassen Ihre Handflächen sanft auf dem Bauch ruhen, direkt über dem Nabel. Lassen Sie jedes Gefühl der Enge im Bereich des Solarplexus durch die Berührung der Hände wegschmelzen. Wenn Sie so weit sind, kommen Sie langsam hoch und nehmen Ihre bevorzugte Sitzhaltung ein. Dabei bleibt Ihr Oberkörper ganz weich. Legen Sie die Hände auf die Knie und konzentrieren Sie sich auf Ihren Schulterbereich. Mit dem Ausatmen lösen Sie Spannungen um die Schultern, den Nacken und die Schulterblätter.

Mudra – die Handhaltung: Als Pitta-Typ können Sie die Hände mit den Handflächen nach oben oder nach unten auf die Knie legen. Ich empfehle Ihnen, die Option zu wählen, die Ihre Schultern am wenigsten belastet. Die Spitzen der Zeigefinger berühren die Spitzen der Daumen und bilden einen Kreis. Entspannen Sie die Muskeln in Ihren Handflächen und Fingern, und erlauben Sie dieser Entspannung, sich entlang Ihrer Arme bis zu den Schultern auszudehnen.

Meditationstechnik: An dieser Stelle möchte ich Sie ermutigen, Ihren Fokus und Ihren Ehrgeiz weich werden zu lassen. So bekommt Ihr typischer Wettbewerbsgeist eine Chance, sich zu entspannen. Es gibt nichts, was Sie erreichen müssen. Erlauben Sie sich, bei den folgenden Schritten lediglich Ihren Atem zu beobachten. Lassen Sie ihn während der Meditationssitzung im natürlichen Rhythmus fließen und versuchen Sie nicht, ihn zu kontrollieren. Der Rhythmus des Atems kann sich von Tag zu Tag ändern, er kann sich sogar im Laufe einer Sitzung ändern. Beobachten Sie dies einfach, ohne es zu beurteilen oder zu kritisieren. Wenn Sie diese Meditationstechnik die ersten paar Mal ausprobieren, empfehle ich Ihnen, zunächst bei Schritt 1 zu bleiben. Nach einigen Sitzungen können Sie den nächsten Schritt hinzufügen und so weiter. Bleiben Sie jedoch immer ein paar Atemzüge lang bei Schritt 1, bevor Sie ein paar Atemzüge nach den Anweisungen von Schritt 2 hinzufügen. Gleiches gilt für die Schritte 3 und 4.

1. Machen Sie sich bewusst, wie es sich anfühlt, wenn die Luft durch Ihre Nasenlöcher ein- und austritt.
2. Dehnen Sie Ihre Aufmerksamkeit sowohl auf die Nasenlöcher als auch auf den Nasengang aus.
3. Während Sie sich immer noch der Luft bewusst sind, die durch die Nasenlöcher und den Nasengang ein- und austritt, nehmen Sie auch wahr, wie es sich anfühlt, wenn die Luft Ihren Rachen und die Luftröhre erreicht.
4. Folgen Sie dem Luftstrom, wie er durch die Nasenlöcher eintritt, dann durch den Nasengang und die Luftröhre strömt, die Lungen füllt, die Lungen wieder verlässt, in die Luftröhre zurückkehrt und durch die Nasenlöcher wieder austritt.

Wenn Sie zu irgendeinem Zeitpunkt beim Meditieren merken, dass Sie gestresst oder aufgeregt sind, nehmen Sie das Gefühl zur Kenntnis und fahren Sie dann mit Ihrer Übung fort.

Vata

Sitzhaltung: Menschen mit einem Vata-Ungleichgewicht empfehle ich, sich nur dann auf einen Stuhl zu setzen, wenn es unbedingt erforderlich ist, da sie durch das Sitzen auf dem Boden stabiler und geerdeter werden. Achten Sie darauf, genug anziehen, um sich warm zu halten. Wickeln Sie sich einen Schal oder eine Decke um die Hüften, wenn Sie bei niedrigen Temperaturen meditieren.
Mudra – die Handhaltung: Legen Sie Ihre Hände mit den Handflächen nach unten auf die Knie. Bilden Sie mit Ihren Daumen und

Zeigefingern einen Kreis, indem Sie die Spitzen der Zeigefinger die Daumenspitzen berühren lassen.

Meditationstechnik: Beginnen Sie Ihre Meditationssitzung, indem Sie Ihren Geist einladen, in Ihrem Körper anzukommen. Erden Sie sich, indem Sie sich der Stellen bewusst werden, an denen Ihr Körper den Boden berührt. Lenken Sie den Energiefluss mit jedem Ausatmen in die Beckenregion, wodurch Ihre Haltung stabil und sicher wird. Stellen Sie mit jedem Einatmen sicher, dass das Gefühl der Verwurzelung Sie sowohl körperlich als auch geistig in Ihrer sicheren Sitzhaltung hält. Um die Elemente Luft und Äther, die Vata bilden, weiter auszugleichen, können wir die Meditationsübung um ein Mantra ergänzen. Erste Möglichkeit: Hören Sie auf den Klang Ihres Atems. Beim Einatmen hören Sie den Ton »So« und beim Ausatmen den Ton »Ham«. Zweite Möglichkeit: Sagen Sie mit jedem Einatmen aktiv »So« und beim Ausatmen »Ham«. Sie können diese Silben laut aussprechen oder auch nur ihre Schwingung im Inneren spüren, während Sie die entsprechenden Töne nur im Geist formen. Das Mantra »So Ham« sorgt beim Meditierenden für Frieden und bessere Konzentration. Es wird oft mit »Das bin ich« übersetzt, aber es könnte eine tiefere Bedeutung bekommen, wenn Sie sich vorstellen, dass Sie sich beim Einatmen mit Lebensenergie füllen (»So«) und beim Ausatmen Ihr Ego loslassen und Ihre Grenzen aufgeben (»Ham«).

Meditation zur Erkundung des Geistes und dessen Impfung

Die folgenden Meditationen sind anspruchsvoller als die gerade vorgestellten. Ich schlage vor, dass Sie mit jenen beginnen, bevor Sie die tieferen Schichten Ihres Geistes erkunden.

Meditation zur Erkundung des Geistes

Sie sind das Ergebnis Ihrer Vergangenheit, und um sich selbst auf einer tieferen Ebene verstehen zu können, müssen Sie Ihre Vergangenheit verstehen und auf welchen Wegen Sie zum gegenwärtigen Punkt Ihres Lebens gelangt sind.

Vorbereitung

- Wählen Sie einen Tag, an dem Sie viel Zeit für sich haben.
- Nehmen Sie ein Notizbuch und einen Stift und, wenn nötig, ein Sitzkissen sowie einen Schal, den Sie umlegen können.
- Suchen Sie sich einen ruhigen Platz in Ihrer Wohnung oder draußen in der Natur.
- Setzen Sie sich dort in Ihre bevorzugte Meditationshaltung und verbringen Sie ein paar Minuten damit, den aktuellen Zustand Ihres Geistes und Ihres Körpers zu beobachten.
- Stellen Sie sich Ihren Geist als ein einstöckiges Haus mit Keller vor. Das Erdgeschoss ist der Wohnbereich, wo Sie sich normalerweise aufhalten. Darunter liegt der Keller, in dem Sie Ihre Erinnerungen aufbewahren. Stellen Sie sich vor, dass einundzwanzig Stufen vom Erdgeschoss Ihres Hauses hinunter in den Keller führen. Mit diesem Bild vor Ihrem inneren Auge sind Sie bereit für die Meditation.

Anleitung

1. Atmen Sie sanft ein und aus, und stellen Sie sich vor, dass Sie auf der obersten Stufe der Treppe stehen, die zum Untergeschoss führt.
2. Stellen Sie sich nun vor, dass Sie langsam die Stufen zum Keller, dem unterbewussten Teil Ihres Geistes, hinuntersteigen – eine Stufe nach der anderen, im Einklang mit dem Atem. Jedes

Mal, wenn Sie ein- und ausatmen, gehen Sie eine Stufe nach unten und zählen dabei leise von einundzwanzig abwärts. Diese Atemübung in Kombination mit dem Rückwärtszählen ist eine Selbsthypnotisierungsmethode, um Ihren Geist in Ihre innere Welt zu bringen und Ihr Bewusstsein auf die Meditation vorzubereiten.

3. Im Untergeschoss angekommen, suchen Sie nach der allerersten Erinnerung Ihres Lebens. Beispielsweise haben Sie vielleicht eine vage Vorstellung von irgendwelchen Bildern oder Ereignissen aus dem Frühstadium Ihrer Kindheit. Denken Sie an diese Erinnerungen und versuchen Sie, mehr Bilder darum herum auszuarbeiten. Denken Sie an die Gesichter und die Orte, die Ihr Leben in den ganz frühen Jahren Ihrer Kindheit beeinflusst haben. Tipp: Versuchen Sie, sich an die Zeit zurückzuerinnern, als Sie zwei oder drei Jahre alt waren, und rufen Sie sich diese Bilder so in Erinnerung, als würden Sie sich einen Film im Kino anschauen. Erinnern Sie sich beispielsweise an ein paar Bilder des Zuhauses, wo Sie als Kind gespielt und laufen gelernt haben, oder schauen Sie, ob Sie sich an Ihre Lieblingsspielzeuge, Ihre Lieblingskleider oder Ihre Lieblingsfarben erinnern können.
4. Bewegen Sie sich durch die Zeit Ihres Heranwachsens vom Kind zum Jugendlichen bis jetzt und erinnern Sie sich an Szenen aus jedem Alter. Beobachten Sie Ihr eigenes Wachstum, als seien Sie die Hauptfigur in einem Film, die sich in dessen Handlungsverlauf entwickelt. Erinnern Sie sich beispielsweise an Ihre ersten Tage in der Schule, an Klassenkameraden, Lehrer und an Ereignisse aus diesen Jahren. Erinnern Sie sich an Ihre Vorlieben und Abneigungen in der Teenagerzeit, an Ihre Hobbys und Ihre Lieblingsmusik, an die Filme und die Kleidung, die angesagt waren, und an Leute, für die Sie geschwärmt

haben. Erinnern Sie sich an die Zeit, als Sie Ihre Ausbildung beendet und Ihr Elternhaus verlassen, sich eine Arbeitsstelle gesucht und die Liebe Ihres Lebens gefunden haben, etc.

5. Wenn Sie Ihre Suche nach Erinnerungen abgeschlossen haben, begeben Sie sich langsam vom Keller zurück ins Erdgeschoss, den bewussten Teil Ihres Geistes – einen Schritt nach dem anderen im Einklang mit dem Atem. Mit jedem Ein- und Ausatmen gehen Sie einen Schritt nach oben und zählen still: »eins«, beim nächsten Schritt: »zwei«, beim übernächsten: »drei«, bis Sie bei »einundzwanzig« wieder im Erdgeschoss stehen.
6. Bleiben Sie noch eine Weile mit geschlossenen Augen sitzen. Werden Sie sich der Geräusche in Ihrer Umgebung und des Gefühls der Luft auf Ihrer Haut bewusst. Geben Sie Ihrem Geist Zeit, wieder in der Gegenwart anzukommen.
7. Öffnen Sie langsam die Augen, und schreiben Sie elf glückliche und elf traurige Erinnerungen aus Ihrem Leben auf, die Ihnen während der Meditation eingefallen sind.

Lesen Sie später noch einmal durch, was Sie über die glücklichen und die traurigen Momente geschrieben haben, und überlegen Sie, wie sehr diese Ereignisse Ihre gegenwärtige Persönlichkeit geprägt haben. Erkennen Sie den indirekten Einfluss der traurigen Erinnerungen auf Ihr Leben in der Gegenwart. Wenn diese Ereignisse Sie immer noch verfolgen (bewusst oder unbewusst), kennzeichnen Sie sie als Virenprogramme, die immer noch in Ihrem Gehirn zugange sind, und bereiten Sie sich auf den nächsten Schritt vor, nämlich darauf, diese negativen Programme auszuschalten.

Impfung für den Geist

Dies ist eine Fortsetzung der soeben beschriebenen Übung, der Meditation zur Erkundung des Geistes. Ich schlage allerdings vor, dass Sie zumindest ein paar Stunden oder sogar einen Tag dazwischen vergehen lassen.

Vorbereitung

- Wählen Sie einen Tag, an dem Sie viel Zeit für sich haben.
- Nehmen Sie einen Stift und das Notizbuch, das Sie für die Meditation zur Erkundung des Geistes verwendet haben. Außerdem, wenn nötig, ein Sitzkissen sowie einen Schal, den Sie umlegen können.
- Suchen Sie sich einen ruhigen Platz in Ihrer Wohnung oder draußen in der Natur und setzen Sie sich dort in Ihre bevorzugte Meditationshaltung.
- Nutzen Sie die Meditationstechnik, mit der Sie am meisten vertraut sind, um sich auf die folgende Übung vorzubereiten. Ich schlage vor, dass Sie mindestens fünfzehn Minuten in Meditation verbringen, bevor Sie der nachstehenden Anleitung folgen.

Anleitung

Schlagen Sie Ihr Notizbuch auf und lesen Sie die elf glücklichen und elf traurigen Erinnerungen, die Sie nach der Meditation zur Erkundung des Geistes aufgeschrieben haben.

Nehmen Sie die traurigsten Ereignisse Ihrer Vergangenheit und denken Sie über Gefühle nach, die das genaue Gegenteil der mit diesen Ereignissen verbundenen Gefühle sind. Wenn Sie beispielsweise eine schwierige Kindheit hatten oder sie immer noch eine traurige Erinnerung an Ihre frühen Lebensjahre mit sich herumschleppen, sollten Sie darüber nachdenken, was alles anders wäre, wenn Sie eine Chance gehabt hätten, Einfluss auf diese Ereignisse zu zu nehmen. Versuchen Sie das Ganze als ein Puzzle zu sehen, bei dem Sie Ihren Verstand einsetzen können, um wirklich das Verhalten von Menschen, die Stimmung in einer Situation etc. zu verändern.

Wenn Sie das Drama umschreiben, das einmal Ihr Leben war, verändern Sie alles nach Ihren Wünschen und nicht nach Ihrer Erinnerung. Zu jedem traurigen Ereignis in Ihrem Leben schreiben Sie auf, wie Sie sich tatsächlich daran erinnern. Und dann schreiben Sie alles noch einmal so auf, wie Sie es gern gehabt hätten. Während Sie dieses Puzzle zusammensetzen, können Sie sehen, dass alle Figuren aus der Vergangenheit wie Puppen sind, die Sie in der Hand haben. Sie haben die absolute Kontrolle über die Situation.

Denken Sie daran, dass wir alle in der Vergangenheit traurige Erfahrungen gemacht haben, die nur noch in unserer Erinnerung existieren. Aber indirekt reagieren wir immer noch auf diese Ereignisse, wenn wir mit ähnlichen Menschen zusammentreffen oder in ähnliche Situationen geraten wie damals. Beispielsweise halten einige meiner Klienten an der Wut auf ihre Eltern fest, an einem Gefühl, das sich seit ihrer Kindheit in ihnen aufgestaut hat und immer größer geworden ist. Ich rate ihnen, ihre Eltern als ihre Kinder zu betrachten und das, was sie tun, von diesem Standpunkt aus zu sehen. Diese einfache Impftechnik verschafft ihnen Erleichterung von ihren negativen Gedanken, wenn sie mit ihren Eltern zusammen sind.

Betrachten Sie die traurigsten Erinnerungen Ihres Lebens möglichst gelassen und nehmen Sie dann eine nach der anderen genau unter die Lupe. Machen Sie sich bewusst, dass, was immer geschah, nur Ihre Vergangenheit ist und dass in der Gegenwart nur wichtig ist, dass Sie nach wie vor auf diesem Planeten leben.

Wenn es nötig sein sollte, können Sie zwischen den einzelnen Erinnerungen ein wenig Zeit in Meditation verbringen, um sich im Moment zu verankern.

Eine Impfung für den Geist besteht darin, dass man positive Gedanken in die traurigen Erinnerungen injiziert, indem man die Situation und das Verhalten der beteiligten Menschen so verändert, wie man sie gern gehabt hätte, und nicht, wie man sie als Erinnerung gespeichert hat. Der Grund, warum wir dieses Drama in der inneren Welt aufführen, ist: Man kann die eigene Vergangenheit nicht ändern, aber wenn man die traurigen Erinnerungen im Geist weiterleben lässt, wirken sie sich sehr schlecht auf die Gegenwart und die Zukunft aus.

Erlösen Sie Ihren Geist von den traurigen Erinnerungen. Wenn eine solche Erinnerung in Ihrem Geist auftaucht, denken Sie:

- Das ist alles meine Vergangenheit. Wenn ich diese Erinnerungen entschärfe, hat keines der betreffenden Ereignisse mehr Einfluss auf mein gegenwärtiges oder künftiges Leben.
- Was immer auch passiert ist, ich sehe mich nicht als Opfer. Vielmehr sehe ich die vergangenen schwierigen Erfahrungen und Situationen als notwendige Schritte in mein jetziges Leben.
- Diese Ereignisse waren die größten Lektionen meines Lebens, die mir nicht nur Traurigkeit beschert haben, sondern auch eine unsichtbare geistige Kraft.

Bleiben Sie am Ende der Übung mit geschlossenen Augen sitzen und beobachten Sie Ihren Körper und Ihren Atem. Lösen Sie mit jedem Ausatmen sämtliche Spannungen, die sich im Körper angesammelt haben. Gönnen Sie Ihrem Geist Ruhe, indem Sie zulassen, dass Gedanken kommen und gehen, ohne sie festzuhalten.

Genau wie bei körperlicher Anspannung können Sie das Ausatmen bei Bedarf auch einsetzen, um Gedanken loszulassen, die immer wieder nach Ihrer Aufmerksamkeit gieren.

Und denken Sie daran, dass Sie nicht den gesamten Prozess der Gedankenimpfung auf einmal durchlaufen müssen. Nehmen Sie sich Zeit, um sich an die Übungen zu gewöhnen und Schritt für Schritt mit Ihrer inneren Natur vertraut zu werden. Beim Meditieren müssen Sie das Gefühl haben, in einem sicheren Raum zu sein.

Versuchen Sie aber auch nach der Meditation, Ihren inneren Frieden zu bewahren, und meiden Sie mindestens eine halbe Stunde lang alle äußeren Reize (zum Beispiel Fernsehen, Computer oder Mobilgeräte), bei Bedarf auch länger.

Ein Versprechen

Wissen zu erwerben ist wichtig, aber noch viel wichtiger ist es, dieses Wissen im eigenen Leben anzuwenden. Wenn Sie also mithilfe des Ayurveda Wissen über den aktuellen Gesundheitszustand Ihres Körper-Geist-Systems erworben haben, halten Sie sich an die entsprechenden Empfehlungen und schauen sich die Ergebnisse in den kommenden Tagen an. Sehen Sie jeden Tag als einen Baustein für Ihr Traumschloss, für gute Gesundheit und eine entsprechende Immunkraft. Und legen Sie diese Bausteine, einen nach dem anderen, Tag für Tag geduldig übereinander, indem Sie mithilfe dieses Buches richtig essen und Ihnen entsprechende Yoga- und Meditationsübungen machen. Geben Sie sich in diesem Moment das Versprechen, von nun an für den Rest Ihres Lebens diszipliniert die angemessenen Werkzeuge aus dem Ayurveda einzusetzen und zu allen Jahreszeiten und in jedem Alter in bester Gesundheit und Zufriedenheit zu leben, indem Sie auf das rechte Gleichgewicht der Elemente in Ihrem Körper-Geist-System achten. Und denken Sie immer daran, dass Glück Ihr Geburtsrecht ist und Gesundheit Ihre bewusste Entscheidung. Ich wünsche Ihnen viel Glück!

Janesh Vaidyas Ayurveda Retreat

Janesh Vaidya ist Geschäftsführer von Vaidya's Ayurveda Retreat in einem beschaulichen Dorf in Kerala, Südindien. Sein professionelles Team sorgt dafür, dass jeder Gast im Retreat ganz persönlich betreut wird.

Im Retreat gibt es keine festen Behandlungsprogramme. Die Anwendungen, Öle und Kräuter werden nach der ersten Konsultation mit dem Chefarzt für jeden Gast individuell auf den aktuellen Gesundheitszustand abgestimmt. Das Essen ist glutenfrei, zuckerfrei und vegetarisch und wird nach Ayurveda-Prinzipien zubereitet.

Alle Zimmer verfügen über einen Balkon oder eine Veranda mit Blick auf einen Fluss und das satte Grün der Kokosplantagen am anderen Ufer. Das hilft den Gästen, während ihres Aufenthalts auf natürliche Weise in eine meditative Stimmung zu kommen.

Weitere Informationen finden Sie unter: www.janeshvaidya.com

Auswertung Selbsttests

Auswertung »Finden Sie Ihr Ungleichgewicht«

Mit Ja beantwortete Frage Nr.	**Kapha**	**Pitta**	**Vata**
1			1
2		1	
3			1
4		1	
5	1		
6		1	
7		2	
8		2	
9			1
10	1		
11	1		
12	1		
13			1
14		1	
15		3	
16		2	
17			1
18			1
19		2	
20			2
21		1	

22			2
23	1		
24	1		
25		1	
26	2		
27	2		
28	1		
29	2		
30	1		
31	3		
32			2
33			3
34		3	
35		3	
36	3		
37			3
38	3		
39	3		
40			1
41			2
42		1	
43	1		
44	1		
45	1		
46			1
47			1
48	1		
49			2
50			2
51			1

52			1
53		1	
54			2
55			1
56			1
57			1
58			2
59		1	
60		1	
61		1	
62		1	
63		1	
64	2		
65	1		
66	1		
67	2		
68		2	
69		2	
70		2	
71		2	
72		2	
73			2
74			3
75	3		
76			3
77	3		
78	3		
79	3		
80		3	
81		3	

82			3
83			3
84		3	
85	2		
86	3		
87		1	
88			3
89		3	
90			2
91		2	
Ihre Gesamtpunktzahl			

Auswertung »Finden Sie Ihren Wesenskern«

Frage Nr.	Kapha	Pitta	Vata
1	X	Y	Z
2	Y	X	Z
3	Y	Z	X
4	Z	X	Y
5	X	Y	Z
6	Y	X	Z
7	X	Y	Z
8	Z	Y	X
9	X	Y	Z
10	Y	Z	X
11	X	Y	Z
12	Z	X	Y
13	Z	Y	X
14	X	Y	Z
15	Z	X	Y
16	Z	Y	X
17	Z	X	Y
18	X	Y	Z
19	Z	Y	X
20	X	Y	Z
21	Y	Z	X
Ihr Gesamtergebnis			